T0047680

Shiatsu

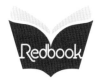

Shiatsu

Lorraine Bisset

esenciales

ROBIN BOOK

© 2018, Lorraine Bisset

© 2018, Redbook Ediciones, s. l., Barcelona

Diseño de cubierta e interior:Regina Richling

Ilustraciones interiores: David Carretero

ISBN: 978-84-9917-524-9

Depósito legal: B-7.349-2018

Impreso por Sagrafic,
Pasaje Carsi, 6
08025 Barcelona

Impreso en España - *Printed in Spain*

«Creo que estar sanos no es nuestro derecho,
sino nuestro deber.»

Shizuto Masunaga

Índice

Introducción

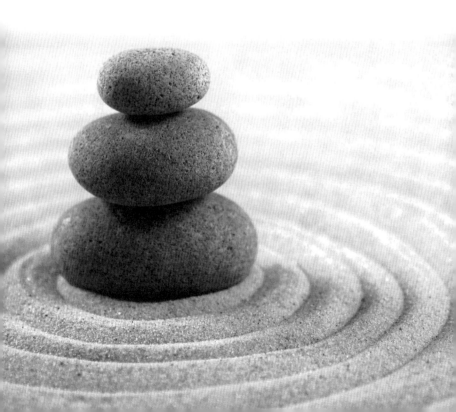

Como una apuesta por fortalecer la energía vital. Así de simple y así de complejo al tiempo sería dar una primera idea de lo que es el shiatsu. Una terapia alternativa, sí, pero que se ha demostrado harto eficiente en el organismo humano. No en vano los monjes orientales ya practicaban un tipo de masaje muy similar a lo que hoy conocemos como shiatsu hace más de 2.500 años. Sus raíces entroncan con lo mejor de la filosofía de la medicina tradicional china, cuyo sistema holístico considera al cuerpo humano como un sistema físico aislado y como un sistema energético en el que la mente, el cuerpo y el espíritu forman un todo indisoluble.

Este método de presión sigue los principios de energía y meridianos de otras técnicas orientales, combinando estas técnicas ancestrales con los principios anatómicos de la medicina occidental.

La energía que circula por el cuerpo humano (el qi), lo hace a través de una serie de meridianos o canales de energía. Sucede en ocasiones, que esta energía se puede ver bloqueada en un determinado punto y no llega a un órgano determinado, por lo que las funciones de este pueden verse mermadas y con ello la salud de la persona. ¿Qué hace el shiatsu para contrarrestar esta situación? Ni más ni menos que desbloquear esos determinados puntos para que el flujo de energía circule de nuevo sin barreras que lo entorpezcan. Así, reequilibrando el flujo de energía vital se pueden evitar enfermedades o sanar otras. El shiatsu sirve para reintegrar la vitalidad del cuerpo, ayuda a regular el sistema hormonal, la circulación sanguínea y linfática y favorece la eliminación de deshechos. También es muy efectivo para disminuir la tensión arterial.

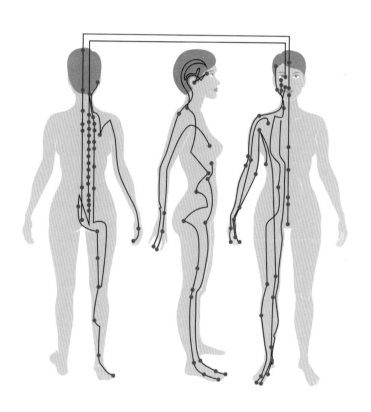

El terapeuta aplica presión con los dedos, los pulgares y las palmas de las manos para intentar abrir esos canales que permiten el flujo de qi por el cuerpo. Suele practicarse sobre una estera colocada en el suelo, no sin antes haber realizado el terapeuta un diagnóstico a través del análisis del pulso, de la palpación del abdomen y de un pequeño interrogatorio al paciente. El terapeuta más experimentado puede analizar detalles sobre la salud de su compañero a partir del sonido de su voz, del aspecto de la piel o de la sensación al tacto de ciertas partes del cuerpo.

Este libro le guiará en el conocimiento práctico de esta estupenda terapia, pero además le proporcionará las herramientas necesarias para autopracticar consigo mismo el shiatsu de una manera fácil y cómoda. Así de simple y así de eficaz.

1. El shiatsu, un sistema de masaje basado en la presión digital

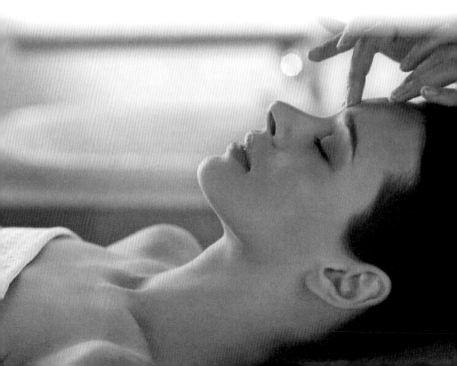

Buscar la armonía del cuerpo, la mente y las emociones del cuerpo mediante técnicas de presión. Eso es el shiatsu. Claro que también consigue corregir todo tipo de disfunciones y tratar dolencias o enfermedades específicas.

Como terapia alternativa se trata de una de las más efectivas que existen, con un alto grado de prestigio y reconocimiento entre la comunidad científica, siendo reconocida como muy efectiva por las autoridades japonesas en el año 1964. En este país, su lugar de origen, hay más de 25.000 terapeutas especializados en esta terapia.

Presión rima con curación

Shiatsu significa en japonés "presión con los dedos", refiriéndose así a las técnicas que emplea este sistema terapéutico. No solo se emplean los dedos, también las manos y los codos.

Su origen se remonta a la reacción intuitiva que toda persona lleva a cabo cuando le duele algo, esto es, llevarse las manos hasta el lugar afectado, ya sea mediante friegas, masajes, presiones, toda una imposición de manos.

Esta técnica se desarrolló en Japón, pero se nutrió de los principios de las técnicas occidentales de manipulación física y de la medicina tradicional china. Su expansión se ha producido muy rápidamente por los cinco continentes, incorporando los últimos avances en medicina energética.

El shiatsu trabaja sobre la epidermis pero tiene un nivel de significación más profundo, incidiendo en las funciones metabólicas del cuerpo, en el estado emocional de las personas y en su propia estructura. Tiene, además, la capacidad de unificar los distintos planos del ser, ayudando a aumentar el nivel de consciencia, sentir más y mejor nuestro cuerpo, conectar nuestras emociones y sentimientos y es un instrumento para el crecimiento personal.

Equilibrar las energías polares

El yin y el yang es un elemento que ha formado parte de la corriente filosófica del taoísmo y que tiene una especial importancia en la práctica del shiatsu.

Lao Tsé fue el creador de la teoría de la dualidad, que sostiene que todo aquello que podemos ver contiene dos estados en los que se establece un equilibrio: el día y la noche, la luz y la oscuridad, la vida y la muerte, etc. No se trataría de elementos radicalmente opuestos sino complementarios, ya que el uno no puede existir sin el otro. Así, el yin y el yang sería el modo en el que se expresa el cambio que lo envuelve todo. El yin se referiría a que las cosas son frías, húmedas, suaves, oscuras y de carácter femenino, mientras que el yang hace referencia a lo seco, lo duro, lo luminoso y lo masculino. Esta dualidad estaría presente en todas las cosas y lo abarcaría todo.

Su símbolo es un círculo separado por una línea en forma de S que tiene el color blanco en un lado y negro en el otro. Los pequeños círculos muestran que nada es absoluto, que en cada una de las fuerzas opuestas hay una pequeña parte de la otra: en el yin hay una parte del yang y viceversa. Ambas partes dan el uno al otro y se empujan entre sí, ilustrando la dependencia de cada uno en el otro. Donde el yin se hincha en tamaño y altura, el yang comienza a emerger y donde el yang continúa creciendo, el yin emerge una vez más mostrando que cada uno sostiene al otro en su ciclo sin fin.

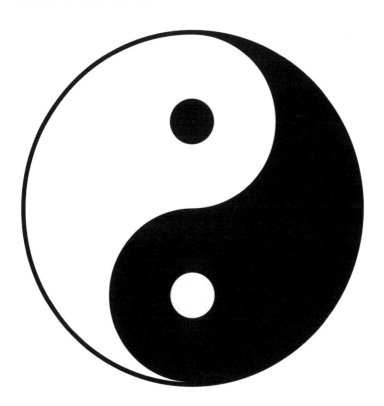

Lorraine Bisset

Las raíces del shiatsu

Hace más de 2500 años, en las montañas del norte de China, los sacerdotes taoístas practicaban un sistema de ejercicios que incorporaba automasajes y presión en determinados puntos del organismo como medio para desintoxicar, rejuvenecer y armonizar la fuerza vital. Este sistema, conocido como do-in, o tao yinn buscaba influir sobre la energía vital que circula el cuerpo humano (qi o chi) y que se manifiesta a través de los principios opuestos y complementarios, el yin y el yang.

En el siglo x los monjes japoneses estudiosos del budismo en China observaron estos métodos curativos y los trasladaron a su país natal. Hasta aquel momento, la práctica de la medicina en el país nipón consistía básicamente en diagnóstico, tratamiento a base de hierbas y prácticas similares a los masajes, de ahí que adoptaran rápidamente la base de esta nueva terapia. Con el paso del tiempo, fueron agregando nuevos puntos de vista propios hasta dotar al shiatsu de una entidad propia.

A principios del siglo xx el maestro Tamai Tempaku publica un libro al que titula *Shiatsu Ho*, donde fusiona los conocimientos tradicionales de anma, ampuku y do-in, junto con elementos de la anatomía y la fisiología occidental. El anma había quedado limitado al tratamiento de tensiones musculares sencillas promoviendo su uso para la relajación.

Anma

El anma utiliza técnicas de deslizamiento, amasamiento, vibración, presión, percusión, de sujeción y de estiramiento. La característica principal es que no utiliza ningún tipo de aceite o crema, el terapeuta emplea solo los dedos, las manos y los brazos como recursos para la práctica de esta técnica.

Sus principales beneficios son de tres tipos:

- **Físicos:** Relajar el cuerpo, aliviar el dolor crónico, la fatiga muscular, reducir el dolor y fortalecer el sistema inmunitario.
- **Mentales:** Promueve la relajación mental, mejora la concentración, alivia el estrés, etc.
- **Sociales:** Reduce la ansiedad, aumenta la sensación de bienestar y la autoestima, el estrés emocional, etc.

Ampuku

Ampuku es la disciplina japonesa que consiste en tratar el estómago mediante el masaje en esa zona, ya que se considera el centro energético del cuerpo. Tras una sesión de ampuku, los compañeros experimentan mejoras tanto emocionales como físicas.

La corriente emocional de ampuku eliminar los bloqueos energéticos de la persona que se somete a shiatsu para facilitar su crecimiento personal. Al ayudarle a entender sus propios patrones de conducta se ayuda al compañero a eliminar el dolor. Al reequilibrar la energía del cuerpo se estabiliza y se alivian los dolores relacionados con la zona del estómago, tales como estreñimiento, colon irritable, gastritis, etc.

Do-In

Do-In es la morada y la energía del espíritu. Se trata de una disciplina que tiene más de 5000 años de antigüedad, que se dio a conocer en la década de los años sesenta en Occidente.

Do-In se basa en los mismos principios que la acupuntura, pero en vez de agujas se emplean los dedos de las manos, que se emplean mediante presión y micromasajes. Así, se reactiva el flujo energético del organismo y se corrigen desajustes tales como jaquecas, dolores de espalda, trastornos digestivos, problemas circulatorios, cansancio crónico, estrés, ansiedad o insomnio.

Mediante el do-In, las personas entran en contacto con su yo más profundo, logrando conocerse mejor y amarse conforme a las leyes de la naturaleza. La digitopresión puede practicarse según cuatro técnicas fundamentales:

- Presión con las yemas de los dedos. La presión debe ser fuerte y determina un efecto sié (drenaje de los excesos) sobre la energía llamada wei.
- Presión con la uña. También en este caso la presión debe ser fuerte, y determina un efecto sié, pero sobre la energía llamada young.
- Presión con dos dedos a los lados del punto, pero tirando en sentido centrífugo. Por efecto sié, pero sobre la energía young.
- Presión con dos dedos a los lados del punto, como si se quisiera sacar una astilla. Posee un efecto pou (refuerzo de la energía deficitaria).

Difusión actual de una técnica ancestral

A mediados del siglo XX el shiatsu empieza su difusión popular a través de sus dos principales corrientes: la del maestro Tokujiro Namikoshi y la del maestro Shizuto Masunaga.

El primero redescubrió el shiatsu cuando su madre contrajo una enfermedad que le provocaba mucho dolor en las articulaciones. Viendo el potencial que esta terapia encerraba, decidió continuar en el estudio del shiatsu y creó una universidad en Japón, integrando la técnica tradicional con la fisiología y la anatomía occidental.

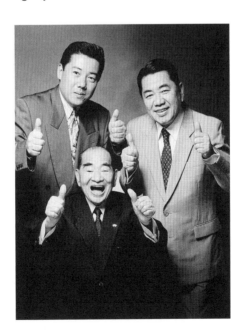

Así, se aprende a entrar en contacto con los cuerpos y a permitir que sea nuestra mano la que escuche, que espere o actúe, la que pida permiso o presione con una determinada fuerza. Al entrar en contacto con el otro, se recupera la conexión con nuestro propio cuerpo y a sentirlo como aliado, ya que se aprende a escucharlo, a respetarlo, a mimarlo y a diferenciar cuándo se quiere descansar o cuándo se activa el movimiento. Al tomar conocimiento del propio estado de equilibrio energético, es mucho más simple reconocer el estado de equilibrio en los demás.

Masunaga desarrolló el llamado shiatsu zen, un método de armonización energética en el que añadió conceptos como las extensiones de los meridianos clásicos, el diagnóstico energético en el hara y conceptos como el kyo y el jitsu. Masunaga se ocupa de aplicar la filosofía taoísta al shiatsu.

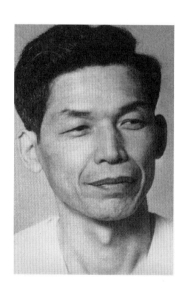

Shizuto Masunaga

El maestro Shizuto Masunaga conservó el estilo del shiatsu tradicional, basado en los principios de la antigua medicina japonesa. Luego de graduarse con el maestro Namikoshi y de enseñar en su escuela durante diez años la materia psicología, se independizó y fundó su propia escuela llamada Iokai, en Tokyo. Masunaga fue un gran investigador de los principios de la antigua tradición médica china y japonesa y Iokai fue un lugar de intercambio de los practicantes de shiatsu. Además, escribió más de 20 libros especializados, de los cuales se han traducido al idioma castellano: *Shiatsu Zen y Ejercicios de Imaginería Zen*, ambos libros con ediciones originales en idioma japonés. Además fue un activo miembro de la Sociedad japonesa de Medicina Oriental, en cuya publicación mensual llamada *Ido no Nihon* escribió numerosos artículos, y donde publicó sus investigaciones y fundamentó sus teorías.

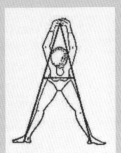

En la actualidad se sabe de diferentes estilos de shiatsu:

- **Shiatsu Namikoski:** Se utilizan los canales clásicos de la acupuntura y se suele poner mucho énfais en la filosofía occidental con la base de la medicina tradicional china.

- **Shiatsu zen:** Tal y como desarrolló Masunaga, se aplican los principios de kyo o energía agotada y jitsu o exceso de energía. Es, en suma, una síntesis de la medicina tradicional china, la fisiología y la psicología.
- **Shiatsu macrobiótico:** Se realiza con los pies descalzos e incorpora técnicas de los canales clásicos de la medicina tradicional china. Se centra en la nutrición y sus precursores fueron George Ohsawa y Michio Kushi.
- **Ohasshitasu:** Tiene aspectos tangenciales con el shiatsu zen y su difusión está muy extendida por Europa.
- **Shiatsu cuántico:** Creado por Pauline Sasaki significa la revolución del shiatsu, un paso más allá de lo establecido por Masunaga.

Kyo, jitsu y hara

Kyo y jitsu expresan una forma particular de manifestación de la vida. Kyo es sinónimo de lentitud, de déficit, mientras que jitsu es la respuesta rápida, la plenitud. Con ambos se puede valorar el estado de un tejido, de un meridiano, de una función o incluso de una manera general de ser.

Cuando un órgano está jitsu, tiene demasiada energía, la actividad es excesiva, el órgano puede tener exceso de trabajo o la energía está atrapada allí, produciendo una obstrucción que impide que los otros órganos se nutran adecuadamente. El órgano se sobrecarga de trabajo, de la misma manera, su aspecto psicológico.

Si el órgano está kyo, o con la energía agotada, estará débil, aletargado y probablemente con sangre estancada. El aspecto psicológico es que podemos estar débiles en el aspecto de la vida relacionado con ese órgano o meridiano.

Para el shiatsu zen, el reconocimiento del hara es uno de los métodos más utilizados en Japón como método de diagnóstico a través de la palpación. En el hara se refleja el estado de los órganos y víscera, necesarios para conocer los meridianos que se trabajarán. Siguiendo el concepto del shiatsu zen, se escoge el más kyo y el más jitsu para encontrar un patrón a equilibrar. De esta manera se da más apoyo y tiempo de presión a los meridianos kyo y más dinamismo a los movimientos jitsu, consiguiendo así que el qi que circula por ellos se regularice y tienda al equilibrio.

2. Principios generales de la terapia

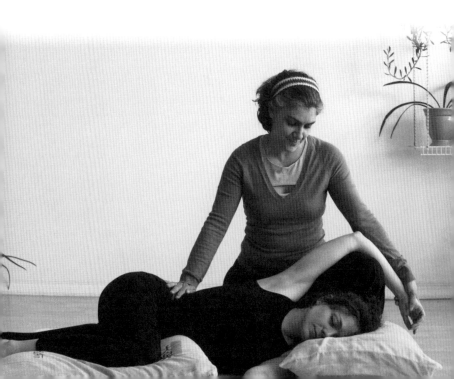

Dado que se desarrolló a partir de la teoría y los principios de la medicina china, el shiatsu muestra numerosos parecidos con tuina. Su aplicación depende también del flujo de energía (qi) a través de unos canales conocidos como meridianos, aunque existen algunas diferencias con respecto al modelo chino de acupresión.

No hay que confundir el shiatsu y la digitopuntura

Sucede muchas veces que se tiende a confundir dos prácticas distintas, el shiatsu y la digitopuntura. Si bien ambas son similares en su aplicación, tratan áreas diferentes del individuo.

El shiatsu se centra en el contacto y presión sobre ciertos puntos del cuerpo con el fin de eliminar el dolor o las molestias que pueden originarse en tal lugar. El masaje especializado sería una de las técnicas clásicas del shiatsu que se centraría, pues, en el aspecto físico del individuo.

La digitopuntura abarca otro aspecto del individuo, tratando no solo la parte física sino también mostrar interés en la parte orgánica del individuo, en su aspecto energético. La digitopuntura es la ciencia que estudia el recorrido de los meridianos y los puntos que se encuentran sobre ellos, para poder determinar donde se encuentra la obstrucción o bloqueo del paso de energía y, con suaves masajes, restablecer la circulación energética en forma natural.

El shiatsu se puede practicar en cualquier situación, con cualquier persona y consigo mismo. No requiere de la utilización de cremas ni instrumentos, solo se precisa de la presión con los dedos para proporcionar calor a las zonas corporales. Esa presión no debe ser fuerte ni débil, favorece la circulación sanguínea y su consecuencia es un estado de relajación y bienestar. Algunos terapeutas utilizan nueces, que se colocan en las manos y las mueven constantemente. Al dinamizar esa circulación sanguínea, se desarrolla una excelente salud física y cierta estabilidad emocional. Se trata de un intercambio, una colaboración entre dos personas para alcanzar una ideal de armonía y felicidad. Es fundamental convertir el shiatsu entre dos personas en un ambiente de confianza, distensión y generosidad.

La persona que ejerce presión debe tratar de transmitir su magnetismo, sus vibraciones positivas, su calor humano. De ahí que la consecuencia de esa presión proporcione bienestar a una persona que se sentirá amada, reconfortada, comprendida y respetada.

La red de meridianos

La medicina oriental sostiene que nuestro cuerpo está recorrido por una red de meridianos que abastecen de energía a todos los órganos de nuestro cuerpo. Son como los caminos o autovías por los que circula la energía vital qi.

Cuando el flujo de esa energía vital está en equilibrio y armonía se disfruta de salud, pero si está desequilibrado pueden aparecer los síntomas y la enfermedad. Los médicos chinos descubrieron hace 4.000 años que el cuerpo humano tiene doce canales principales, dos meridianos especiales y ocho vasos por los que fluye este qi. Cada meridiano está relacionado energéticamente con un órgano que le da nombre.

Hay seis meridianos yin y otros tantos yang. Los yin discurren por la parte delantera del cuerpo y por la cara interna de los brazos hasta la palma de las manos. En cambio, los yang van por la parte posterior del cuerpo y por la cara externa de los brazos hasta el dorso de las manos. Por los meridianos yin fluye energía de la tierra hacia arriba, mientras que por los meridianos yang esta fluye desde el cielo hacia abajo.

Los meridianos yin son:

- Meridiano de pulmón.
- Meridiano de hígado.
- Meridiano de riñón.
- Meridiano de corazón.
- Meridiano de maestro de corazón (pericardio).
- Meridiano de bazo-páncreas.

Los meridianos yang son:

- Meridiano de intestino grueso.
- Meridiano de intestino delgado.
- Meridiano de triple recalentador.

Lorraine Bisset

- Meridiano de vejiga.
- Meridiano de vesícula biliar.
- Meridiano de estómago.

Los dos meridianos especiales pasan por el centro del cuerpo y son el meridiano de la concepción y el meridiano gobernador.

Los ocho vasos funcionan como depósitos que regulan la distribución y circulación del qi en el cuerpo, y que se distinguen por tener diferentes recorridos orbitales relacionados con otras estructuras del cuero.

- Du Mai (Vaso gobernador): Mar de todos los canales yang. Tiene puntos acupunturales específicos, y junto con ren mai y los 12 meridianos principales forma el conjunto de los 14 meridianos.
- Ren Mai (Vaso concepción): Mar de todos los canales yin. Posee puntos acupunturales específicos, y con du mai y los doce meridianos principales forma el conjunto de los 14 meridianos.
- Chong Mai (Mar de los doce meridianos, mar de los cinco zang y seis fu, mar de la sangre). Reunión de todos los canales. Regula el qi y xue de los doce meridianos principales. Por eso se denomina mar de los 12 meridianos principales.
- Ying Wei: Une el yin del cuerpo.
- Dai Mai
- Yang Wei: Une el yang del cuerpo.
- Ying Qiao: Equilibra el yin.
- Yang Qiao: Equilibra el yang.
- Dai Mai o Tae Mo: Meridiano "cinturón". Es el único meridiano de este grupo que rodea el cuerpo circulando horizontalmente, en lugar de circular verticalmente.

Sujeta todos los demás meridianos, asegurando con ello la conexión correcta arriba-abajo y comunicando todos los meridianos que circulan verticalmente.

Además de los conceptos de energía qi, de los meridianos y del yin y el yang, hay que añadir el concepto de los tsubos. Son puntos de acupuntura y de acupresura situados en las líneas de los meridianos. Se trata de puntos muy sensibles que permiten un buen acceso al flujo de energía de los meridianos. Están situados en zonas del cuerpo generalmente alejadas del órgano enfermo. Los puntos dolorosos en brazos y piernas pueden indicar, por ejemplo, que existen problemas en zonas como los riñones o el pulmón.

Objetivos del shiatsu

El shiatsu es una terapia holística, esto significa que, a raíz del tratamiento, se pueden dar algunos efectos normales y que forman parte del proceso de curación. Estos efectos transitorios son las consecuencias del proceso y de la acción del shiatsu.

Es normal notar síntomas como el cansancio, letargo, síntomas de resfriado, malestar en el estómago, dolor de cabeza, agujetas, emociones más intensas, etc. Son efectos transitorios que suelen durar entre uno y tres días. Estos efectos demuestran que el cuerpo está respondiendo al tratamiento. Si percibimos cansancio significa que el cuerpo precisa una cierta necesidad de descansar, esto es una parte fundamental del proceso de curación.

El shiatsu estimula la circulación de los capilares en los tejidos cutáneos, activa las células dérmicas y vigoriza la secreción de las glándulas sebáceas. También mejora la circulación en general, por lo que resulta importante para aquellas personas que mantienen una cierta inactividad durante su trabajo. Al activar la circulación, se oxigenan los músculos y órganos y se mejora el desarrollo de sus funciones vitales. Al penetrar en los músculos, adquieren mayor flexibilidad y se desentumecen los tejidos. Cuando se adquiere una mayor flexibilidad y movimiento en las articulaciones se gana potencia y resistencia muscular. Con ello, mejora el suministro de calcio y demás nutrientes esenciales para prevenir enfermedades degenerativas: mejoran las curvaturas patológicas de la columna, la degeneración de los discos intervertebrales y el movimiento de las articulaciones.

Como el shiatsu activa la transmisión de información al cerebro, se regula y equilibra el sistema nervioso autónomo, consiguiendo que las funciones que el ser humano no controla voluntariamente tales como la digestión, se armonicen y funcionen más eficazmente. El shiatsu mejora la asimilación del alimento e incrementa la acumulación de energía vital y el vigor.

Entre los principales beneficios del shiatsu se pueden destacar:

- Mejora el funcionamiento general del organismo.
- Tonifica los músculos, las articulaciones y los tendones.
- Elimina el estrés tanto físico como emocional.
- Estimula la circulación y elimina las toxinas.
- Produce una profunda relajación que beneficia el estado psicosomático.

- Equilibra el sistema nervioso.
- Mejora la digestión.
- Eleva el tono vital y libera las tensiones.

El tratamiento se realiza de forma física sobre el cuerpo y los resultados son distintos dependiendo de la zona tratada. El shiatsu actúa como una herramienta de autonciencia que permite a las personas mantener la confianza en sí mismos. De ahí que, tras una sesión de shiatsu afloren emociones que parecían escondidas. Conocer qué parte del cuerpo está relacionada con cada emoción nos puede ayudar a la hora de saber qué puntos se deben trabajar.

La tristeza se relaciona con el pulmón y puede ocasionar desequilibrios en la zona del diafragma o en la cintura escapular. La obsesión se relaciona con el bazo y puede acarrear un cansancio mental importante. Mientras que la alegría desbordada se relaciona con el corazón, la cólera se relaciona con el hígado. En cambio, el miedo tiene influencia sobre los riñones y puede afectar a la zona lumbar o a la zona de las rodillas. Y la vesícula biliar se ve afectada por la indecisión, que también provoca problemas en la zona del cuello. Se puede aplicar shiatsu en distintas zonas del cuerpo:

- **En los pies:** Beneficia la espalda, el cuello y los hombros, alivia los problemas renales, atenúa los trastornos menstruales, favorece el sueño, calma la mente, etc.
- **En las piernas:** Mitiga los dolores lumbares como la ciática, relaja los tendones, alivia los problemas menstruales, mejora la retención de líquidos, ayuda en los casos de problemas intestinales, etc.

- **En la espalda:** Alivia los problemas de espalda y de hombros, fortalece los huesos, alivia la tensión muscular, mejora los problemas urinarios, disminuye el estrés y la ansiedad, etc.
- **En los brazos y las manos:** Disminuye los dolores de cabeza, cuello, hombros y brazos, mitiga los dolores de garganta, atenúa los problemas de piel como eczemas, erupciones, etc. Ayuda en los casos de problemas intestinales, facilita el sueño y calma la mente, relaja, etc.
- **En el cuello:** Alivia las cefaleas, la tortícolis y la lumbalgia, favorece la garganta, etc.
- **En la cara:** Atenúa los problemas oculares, beneficia a los oídos, alivia los problemas respiratorios, mitiga las cefaleas y migrañas, mejora el bruxismo, mejora la inflamación de encías, calma la mente, produce una apariencia luminosa; etc.
- **En la cabeza:** Beneficia ojos y oídos, atenúa los dolores de cabeza, calma la mente, etc.

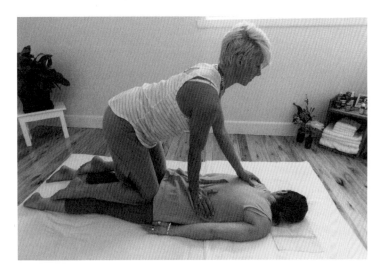

¿Cómo es una sesión de shiatsu?

La terapia se suele realizar en una habitación que tenga una temperatura agradable, sobre una camilla o una colchoneta. Es recomendable vestir prendas cómodas, de algodón, y que en la habitación se pueda utilizar incienso o cualquier otro elemento de aromaterapia que dé un aire de relajación a la estancia. También se puede poner música relajante o bien se puede aplicar en silencio. Es importante que una persona que se somete a una sesión de shiatsu no ingiera una comida copiosa al menos dos horas antes de someterse a la terapia.

Antes de empezar, el terapeuta suele realizar un reconocimiento previo para detectar el origen y el foco del malestar, para a continuación realizar una serie de presiones moderadas con los dedos y las manos con la finalidad de proporcionar calor en la zona. La sesión dura aproximadamente una hora.

Al finalizar la sesión es habitual que el terapeuta y su compañero comenten cómo se sienten y cómo ha sido la experiencia. Luego, es aconsejable descansar y beber bastante agua, puesto que uno de los fines es la eliminación de toxinas, y el agua ayuda a su expulsión.

- Trate de que la atmósfera sea agradable, que la habitación esté bien ventilada y caliente, luz suficiente y una buena disposición de ánimo.
- Los tratamientos suelen durar entre 30 minutos y una hora.

- El terapeuta presiona con suavidad al principio y se prepara a observar las reacciones.
- Vigile la postura corporal, con la columna derecha y recta.
- No tense demasiado la musculatura, es preferible que el terapeuta ejerce la presión con el peso del cuerpo que no con su propia fuerza muscular.
- Coordine la práctica del shiatsu y la respiración. Ejerza la presión cuando el compañero espire.
- Intente percibir las sensaciones de su pareja y lo que necesita, déjese guiar más por su intuición que por las teorías sobre meridianos.
- Si desea activar las energías, sea dinámico; si desea relajar proceda más lentamente y con más suavidad.

En la medicina tradicional japonesa, el diagnóstico se denomina shin y se divide en cuatro partes.

- **Bo-Shin o diagnóstico visual:** A través de la observación se contempla la comunicación corporal del paciente, su manera de caminar, de sentarse y de moverse. La alineación de los ejes de su cuerpo indicará posibles tensiones musculares y desequilibrios posturales. El estado emocional y el de los órganos se reflejan en el color y expresión de la cara. Además, por la forma y color de la lengua se apreciará el transcurso de la enfermedad en el caso de que esta exista.
- **Bun-Shin o diagnóstico auditivo:** A partir del sonido de la respiración, tonalidad de voz, tos o disnea, el terapeuta puede encontrar indicios de algún trastorno.
- **Mon-Shin o interrogatorio:** Es la fase más importante del diagnóstico. En ella el paciente desvela los signos y síntomas padecidos.

- **Setsu-Shin o diagnóstico por el tacto:** Es la parte del diagnóstico que el terapeuta de shiatsu tiene más desarrollada. La sensibilidad de los dedos, al apreciar el cuerpo del paciente, comunica al terapeuta el estado de la zona tratada, apreciando cualidades como frío o calor, híper o hipo actividad, flacidez o contracturas.

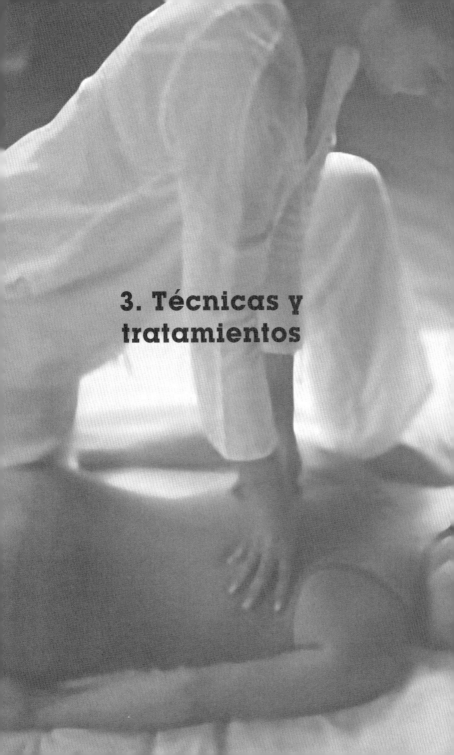

3. Técnicas y tratamientos

Los tratamientos de presión en distintas zonas del cuerpo estimulan el flujo de energía para que el qi circule de nuevo libremente. En el tratamiento no solo se utilizan los dedos sino también las palmas de las manos, los codos y, algunos terapeutas, hasta los pies.

Es importante que el terapeuta establezca una relación de confianza con su compañero, que le pueda transmitir una cierta sensación de seguridad y de confianza. Ello se consigue la mayor parte de las veces ejerciendo la presión con una mano mientras que la otra descansa relajada sobre el cuerpo del compañero. Esta mano, conocida como mano pasiva, se suele dejar totalmente extendida sobre el cuerpo del compañero. Un diestro presiona con la mano derecha y se apoya con la izquierda.

Las técnicas

Uno de los principios fundamentales del shiatsu es no trabajar solo de forma localizada. Por ejemplo, en un dolor de piernas, el terapeuta no se limita a trabajar solamente las piernas: la causa puede estar en la zona lumbar. No se trabajan únicamente los síntomas locales, también se busca la causa.

Se parte de la idea de que el cuerpo es una unidad psicofísica, es preciso concebir al ser humano como un todo físico, mental y emocional.

- La técnica del pulgar: El pulgar es el dedo más fuerte y el que posee la mayor superficie de presión, por lo que es habitual que sea el más empleado. Hay que procurar, eso sí, presionar con la parte carnosa y no con la punta del dedo.

- La técnica de los dos dedos: Para ejercer presión sobre zonas más grandes es muy habitual emplear esta técnica. Se juntan los dedos índice y corazón y se presiona con las puntas de ambos dedos. Esta técnica únicamente debe utilizarse para ejercer una presión suave o moderada, nunca una presión intensa.

- La técnica del pulpejo: Es la técnica más empleada cuando se trata de trabajar sobre superficies grandes. Se presiona con la parte inferior carnosa de la palma de la mano, ahuecándola ligeramente. Es muy importante trabajar esta técnica con el peso del cuerpo.

- La técnica de la palma: Se trata de una variante de la anterior, muy adecuada para trabajar en las zonas más sensibles del cuerpo. Se suele presionar con toda la palma de la mano, teniendo en cuenta que esta debe adaptarse a la zona en la que se está trabajando.

- Balanceos: Es una técnica dinámica que consiste en balancear todo el cuerpo, haciendo una presión ligera para empujar el cuerpo y que luego vuelva a su lugar. El balanceo puede ser por toda la espalda o por las piernas, manteniendo una mano en el sacro como apoyo o usando ambas manos para el movimiento del balanceo. Un movimiento así busca el ritmo natural del receptor, conectar con su respiración y con su nivel de energía. Se trata de una técnica muy tranquilizadora, casi sedante, que ayuda a eliminar la tensión en la espalda.

- Kenbiki: Es la acción de apretar y estirar los músculos. Sirve para aflojar y relajar los músculos y tendones, y también para desbloquear la energía de los meridianos. Es un balanceo rítmico que se realiza con los pulgares o bien las yemas de los cuatro dedos.

- Estiramientos: Se emplea esta técnica para desbloquear toda la espalda. Por un lado se realizan estiramientos en diagonal, apoyando una mano sobre la escápula y la otra sobre la nalga contraria. O bien un estiramiento longitudinal, con una mano apoyada en el sacro y la otra sobre las dorsales altas, entre las escápulas.

- Los puntos shu: Estos puntos se ubican en los doce meridianos principales, entre el codo y la punta de los dedos y entre la rodilla y la punta de los dedos del pie. Se llaman:

  ❖ Jing (pozo): Es donde el qi emerge, como si el agua comenzase a burbujear, estos puntos son también conocidos como los puntos raíz de cada uno de los doce meridianos, pues están ubicados al lado de uñas o las puntas de los dedos del pie y la mano. Se indican en patologías agudas, irritabilidad, inquietud mental, ansiedad, influyen el estado mental y los cambios rápidos de humor.

  ❖ Ying (manantial): Es donde el qi de los meridianos comienza a fluir, como si el agua recién estuviese saliendo del manantial, el fluir del qi es levemente más fuerte que en el punto pozo. Estos puntos se ubican en la zona metacarpiana y metatarsiana. Se

Lorraine Bisset

indican en enfermedades febriles y para reducir el calor del meridiano.

❖ Shu (arroyo): Es donde el qi del meridiano florece, como el agua de una corriente que irriga los campos. Están ubicadas en las áreas proximales a las muñecas y los tobillos, se recomiendan cuando hay dolores articulares y pesadez en el cuerpo, tratan la obstrucción dolorosa producida especialmente por la humedad. Se aplica este concepto más a los meridianos yang que a los yin. También se los usa para reducir el viento y la humedad que ataca a los meridianos.

❖ Jing (río): Aquí el qi del meridiano aumenta en abundancia como el agua de un río donde los botes circulan. Se encuentran en las zonas proximales y distales de las muñecas y los tobillos o sobre la articulación de la muñeca. Útil contra la tos, el asma y las enfermedades respiratorias altas.

❖ He (mar): El qi en estos puntos aflora como el agua de un río que desemboca en el mar, de aquí que estos puntos sean más profundos que los demás puntos shu. Se utilizan en todas las enfermedades intestinales y del estómago.

Los tratamientos

Al recibir un tratamiento de shiatsu, las personas se ven acogidos en un espacio de seguridad y confianza por el terapeuta, quien trabaja en estado de completa atención y presencia. Es esta actitud el shiatsu adquiere la profundidad necesaria para que este tratamiento sea considerado por muchos practicantes una terapia y no solo un simple masaje.

El tratamiento en la espalda

La espalda es una zona en la que se producen muchas tensiones. Por el trabajo sedentario que muchas personas llevan a cabo o bien aquellas otras que se ven obligadas a acarrear pesos durante su día a día, suele ser una zona del cuerpo sometida a tensiones. De ahí que el tratamiento en esta zona sea especialmente agradable y reconfortante.

El terapeuta trabaja siempre de arriba abajo, desde la cabeza a los pies y su objetivo es liberar los bloqueos de energía para hacer desaparecer las tensiones. Hay que tener presente que los efectos del shiatsu son más duraderos que los del masaje muscular.

La persona se coloca en posición decúbito supino, con la cabeza inclinada hacia un lado y los brazos estirados a cada lado del cuerpo.

El terapeuta se arrodilla junto a su compañero, colocando una mano en el sacro y la otra en los omoplatos. Tras una espiración, se estira la columna vertebral empujando ligeramente con los brazos extendidos. El estiramiento debe mantenerse al menos durante diez segundos, para luego soltar ligeramente.

La presión se realiza luego en los músculos que hay situados a derecha e izquierda de la columna vertebral. Se coloca la mano pasiva en la parte inferior de la espalda y con la activa se presionan lentamente los puntos que hay a la derecha de la columna, desde los hombros hasta el hueso sacro. Se deben trazar dos líneas imaginarias paralelas a la columna y se presiona con la parte carnosa de la palma de la mano, empezando desde arriba y apretando cada punto unos cinco segundos. Luego, se repite la misma operación en el costado izquierdo, de arriba abajo.

Si se quiere estimular aún más los meridianos de la espalda se pueden presionar los puntos situados entre las vértebras con la técnica del pulgar, a dos o tres centímetros a derecha e izquierda de la columna. Se debe empezar por los omoplatos hasta bajar hacia el sacro. Coloque la mano de apoyo sobre la espalda y estimule los puntos a ambos lados de la columna. Se debe presionar cada punto con una intensidad media de al menos cinco segundos.

El lenguaje de la espalda

Al observar con detenimiento la postura de una persona es factible asegurar algunos de sus padecimientos al ver cómo camina y cómo encorva la espalda.

Esta parte del cuerpo es el sostén de nuestra vida. Es frecuente oír cómo alguien "lleva un gran peso sobre sus hombros" o que "ha dado la espalda a alguien". Cuando alguien busca apoyo "se siente respaldado". Las emociones pueden llegar a afectar a las personas de tal manera que afecten a su espalda y la manera cómo se mueva por la vida.

Así, la tristeza puede hacer que la espalda de una persona se vaya encorvando progresivamente, que las personas con miedo y baja autoestima haga que se encojan y bajen la cabeza mirando al suelo. Una persona con gran autoestima va más erguida por la vida, tensa el cuello y parece dominar la situación. Una persona calmada y relajada se mantiene en equilibrio y tiene el cuello relajado.

La columna vertebral está formada por una sección cervical con siete vértebras, una parte torácica con doce vértebras, la zona lumbar con cinco, la región sacra con cinco y la región coxígea con cuatro más.

La rigidez del cuello posterior tiene relación con la obstinación y las obsesiones. El exceso de alegría se ve reflejado en las vértebras torácicas cuatro, cinco y seis, mientras que la preocupación afecta a las vértebras uno, dos y tres. También se produce una curvatura, además de afectar al trapecio superior y provocar cierta rigidez en los hombros y en el cuello.

La tristeza afecta a las vértebras de la uno a la tres de la región torácica y también a la región interescapular, en el borde interno de las escápulas.

La ansiedad se refleja en las vértebras torácicas, de la tres a la doce, con rigidez a ambos lados de la columna. El miedo, la impaciencia y la inestabilidad emocional afectan a la zona lumbar, desde la primera a la quinta vértebra. La ira produce contractura muscular en toda la espalda, afectando más especialmente a las vértebras de la ocho a la doce a la altura torácica. En el sacro encontramos la relación con episodios de miedo sucedidos en nuestra infancia y también con cierta inestabilidad emocional.

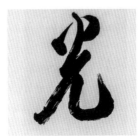

Las emociones y los dolores de espalda

- **Cervicales:** Las cervicales están relacionadas con la manera que tenemos de afrontar la vida. Los dolores en cuello y hombros indican negación, obstinación o falta de apoyo emocional.

- **Dorsales:** Las dorsales nos inclinan hacia adelante. Indican una sobrecarga emocional.

- **Centro de la espalda:** En esta zona encontramos la culpabilidad emocional y afectiva. Inquietud, ansiedad y tristeza que afectan a nuestro corazón y pulmones.

- **Espalda media:** Los dolores en esta zona indican obsesiones o el no poder asimilar algún hecho. El aparato digestivo y el hígado pueden verse afectados causando acidez.

- **Lumbares:** Esta es la zona más importante, la responsable de sostener todo nuestro cuerpo. El dolor en esta zona suele venir acompañado de inflamación y suele ser señal de inseguridad.

- **Coxis:** El coxis está vinculado con el primer chakra, con la realización de las necesidades básicas y la supervivencia. Una afección en el coxis indica sometimiento y puede provocar hemorroides, irritaciones en el ano, en la vejiga o en la próstata, trastornos urinarios o incontinencia.

El tratamiento de las caderas y las nalgas

Se colocan ambas manos sobre las caderas del compañero. Con la parte carnosa de las palmas de las manos se comprimen suavemente los músculos de las caderas hacia el centro y hacia arriba. Los dedos de ambas manos miran hacia arriba. Se ha de mantener la posición unos segundos, se suelta y se repite tres veces.

A continuación se estimula un punto de los músculos de las nalgas que está situado a unos centímetros al lado del hueso de la cadera. Se rodea con las manos las caderas del compañero, de manera que el pulgar presione ese punto mientras que los demás dedos señalan hacia abajo.

Se presionan simultáneamente los puntos a ambos lados de las nalgas, aplicando el peso del cuerpo durante unos siete segundos. Luego se puede ejercer una presión más fuerte pero sin exagerar. El proceso se debe repetir unas tres veces.

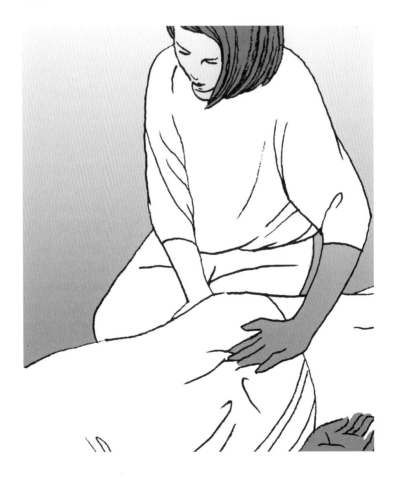

La sobrecarga del piramidal

El piramidal es un músculo pequeño situado profundamente dentro de la región de la cadera y de la región glútea. El síndrome del piramidal es causado predominante por un acortamiento o una contractura del músculo piramidal, y mientras que muchas causas pueden contribuir a esto, todas pueden ser categorizadas en tres grupos principales:

- Sobrecarga (o errores del entrenamiento): El síndrome de piramidal se asocia comúnmente a los deportes que requieren mucha carrera, cambios de dirección o actividades con soporte de peso.
- Insuficiencias biomecánicas: Se refiere a defectos mecánicos del pie y del cuerpo, alteraciones de la marcha y malos hábitos de la postura o el sentarse.
- Traumatismos: En algunos casos, el músculo puede ser dañado debido a una caída sobre la nalga. La hemorragia en y alrededor del músculo del piriforme forma un hematoma. El músculo piriforme se hincha y comprime el nervio ciático.

En la cara posterior de las piernas

El trabajo se inicia en las nalgas, en la parte superior de los muslos. Desde arriba hacia abajo se va ejerciendo presiones con el fin de activar los meridianos de las piernas, colocando la mano de apoyo sobre una nalga.

Con la mano activa se trabaja la parte central del muslo. Se utiliza el pulgar y se va descendiendo lentamente a lo largo de la línea media del muslo hasta la corva. Las corvas son muy sensibles, por lo que no es recomendable ejercer ningún tipo de presión y se ha de finalizar el tratamiento antes de llegar a ella.

Las rodillas no se deben trabajar directamente. Para activar la energía de esta zona coloque la palma de la mano en una corva y con la otra coja el pie del compañero a la altura de los dedos, flexionando la pierna. Empuje con suavidad la pierna contra el muslo, como si se fuera a aprisionar la mano de quien ejerce la terapia entre la pierna y el muslo de su compañero. La tensión se debe mantener durante unos diez segundos, a partir de ahí se inicia la relajación.

No se trata tanto de una técnica de presión como sí de extensión, en la que el shiatsu se utiliza para relajar a la persona al finalizar el tratamiento. A continuación se ponen las manos abiertas sobre las pantorrillas y se presiona ligeramente con las palmas y los pulgares utilizando el peso del cuerpo.

La presión sobre los muslos puede ser bastante intensa, pero las pantorrillas son zonas más sensibles. Por tanto, no hay que dejar caer todo el peso del cuerpo. En cada espiración se aplica el peso del cuerpo sobre las pantorrillas y en cada inspiración se descarga. Se empieza por debajo de las rodillas hasta que se acaba en los pies, adaptando cada presión al ritmo respiratorio.

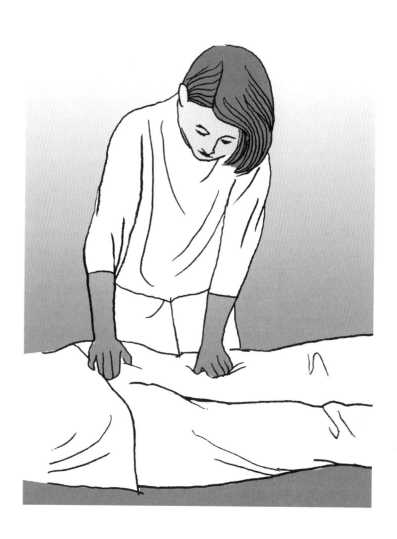

Las corvas

Las corvas localizadas en la parte trasera de los muslos, están compuestas de tres grupos musculares: el semimembranoso, el semitendinoso y el bíceps femoral. Los dos primeros músculos empiezan detrás del hueso pélvico y sujetan la tibia. El tercero, el bíceps femoral, tiene dos cabezas. La grande comienza también detrás del hueso pélvico, mientras que la pequeña está sujeta al fémur (el hueso del muslo). Ambas cabezas corren por atrás del muslo y se insertan por dentro de la cabeza del peroné (el hueso pequeño de la pierna).

Por separado estos tres músculos le ayudan a las rodillas a moverse hacia adentro y a los pies hacia afuera, pero juntos tienen funciones más grandes y complejas: flexionan las rodillas y extienden las caderas. El cuidado y fortalecimiento de estos músculos es vital. Este grupo de tres músculos ubicados en la parte posterior de cada muslo, son los que sostienen a la rodilla y son críticos para el equilibrio. Además, permiten doblar las rodillas, siendo de los músculos que se lesionan más seguido. Fortalecerlas evitará muchas lesiones.

El tratamiento de los pies

Existe una técnica concreta para el tratamiento de los pies en el shiatsu: consiste en ponerse sobre los pies del compañero pero sin lastimarlo.

El terapeuta se levanta y se dispone de espaldas a su compañero, que estará tumbado boca abajo. De puntillas, va bajando los talones sobre la parte central de los pies del compañero que se halla tumbado. No hay que dejar caer todo el peso del cuerpo de golpe, es preciso ir bajando lentamente hasta entrar en contacto. Por eso es importante que la mayor parte del peso descanse sobre los dedos del pie del terapeuta, y no sobre las plantas del pie del compañero. Esta posición debe mantenerse unos quince segundos.

Es preciso estar atentos a las reacciones del compañero y tratar de que la superficie sobre la que descansa no sea demasiado dura. En todo caso, se puede colocar un cojín bajo los pies del compañero, con el fin de que no sufra tanto la presión.

- En la parte posterior de las piernas y el tendón de Aquiles el tratamiento del shiatsu resulta excelente para los calambres y las contracturas de la pantorrilla, así como para el dolor, el entumecimiento y los temblores del talón. También puede resultar muy útil para combatir las torceduras, los esguinces de tobillo, y la esterilidad femenina. Además, hace bajar la fiebre y hace desaparecer los síntomas debidos a la falta de ejercicio.

- El tratamiento de shiatsu en la zona lateral del pie sirve para tratar los escalofríos, los dolores menstruales, la fiebre y evita la enuresis.

- En la planta del pie alivia las contracturas, los temblores, el cansancio y los ardores del pie. Estimula el buen funcionamiento de los órganos internos, alivia el entumecimiento, resuelve problemas renales y los dolores menstruales.

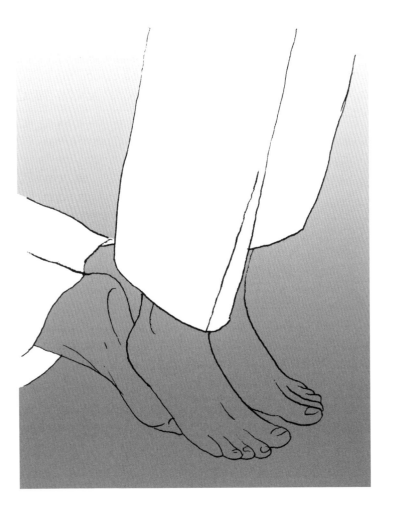

En el abdomen

Cuando se trabaja sobre la parte anterior del cuerpo, las piernas deben estar estiradas lo más que se pueda, los ojos cerrados y los brazos descansando a ambos lados del cuerpo.

La atención se dirige a la zona situada en el abdomen, sobre el hara, el centro de la persona, el centro del cuerpo, el lugar en el que confluyen casi todas las energías vitales. Es el lugar donde se da la voluntad de vivir en el cuerpo físico. Al practicar el shiatsu en esta zona sin duda mejora la salud general, la flexibilidad, la vitalidad y la armonía en todas las partes del cuerpo.

Al trabajar sobre esta zona se debe proceder con sumo cuidado, presionando sobre superficies amplias en vez de hacerlo sobre puntos concretos y, por supuesto, evitar la presión sobre el ombligo. Puede suceder que se ocasionen reacciones adversas en el paciente.

No hay que olvidar que el shiatsu está contraindicado en los siguientes casos:

- Enfermedades infecciosas.
- Enfermedades de la piel.
- Fiebre.
- Enfermedades de origen inflamatorio.
- Obstrucción intestinal severa.
- Enfermedades del hígado y páncreas.

Además, no es aconsejable en casos de cáncer en la sangre o en el sistema linfático, debido a que puede fácilmente propagarlos ya que esta terapia trabaja con el flujo sanguíneo. Esto es aplicable a cualquier técnica de manipulación. En otro tipo de afecciones los pacientes mejoran de sus molestias y muestran una mejor predisposición emocional.

En los casos de embarazo o lactancia el shiatsu está plenamente aconsejado, ya que puede mejorar las condiciones e incentivar la producción de leche.

Si no hay mucha complicidad con el acompañante es mejor no trabajar sobre la zona del hara. Empiece el tratamiento siempre con un ligero estiramiento, para elevar el abdomen de la persona que se somete a tratamiento. Coloque las manos en su cintura con los pulgares hacia arriba y el resto de los dedos hacia abajo.

De rodillas, mantenga la columna recta durante diez segundos y, para aumentar el efecto de relajación, haga vibrar ligeramente las manos. Arrodíllese junto a su compañero y coloque la mano de apoyo sobre el estómago y la mano activa sobre el abdomen. La parte carnosa de la palma de la mano debe quedar a la altura del ombligo con los dedos señalando hacia arriba.

Cuando el compañero espire, presione suavemente con la mano activa, mientras que la mano de apoyo sigue sobre el estómago. Al inspirar, relaje. La mano debe seguir el movimiento respiratorio del compañero. Repita la técnica tres veces.

Tras trabajar la zona central del abdomen, empiece con ambos costados y luego con la parte inferior y superior del mismo. Vuelva a colocar la mano de apoyo sobre el estómago y masajee el estómago, presionando suavemente con el pulpejo de la mano activa. Mueva la mano en círculo alrededor del ombligo.

Trabaje de abajo arriba siguiendo la línea ascendente del intestino grueso, presionando con la palma de la mano y soltando de inmediato. En la zona de las costillas, avance de derecha a izquierda por el borde superior del vientre y siguiendo la línea transversal del intestino hasta el lado izquierdo del abdomen. Descienda punto por punto. Al llegar a la zona inferior del abdomen, masajee la línea inferior del ombligo, de nuevo de izquierda a derecha. Se trata de describir un gran círculo alrededor del ombligo, terminando allí donde se empezó.

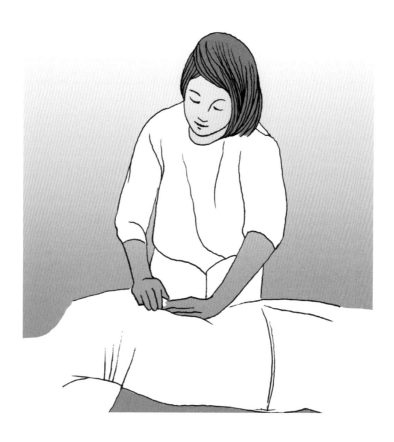

En la zona del hara

Para diagnosticar a partir de la observación del hara hay que situarse a la altura de esta zona del paciente, y situar una mano sobre su abdomen. Es importante observar (sin intentar cambiarlo) el estado de nuestra mente y nuestro qi primero, y después contactar o "sintonizar" con el del paciente: todo nuestro cuerpo se convierte en una antena receptora de la información enviada por el cuerpo del paciente.

El hara nos da información muy valiosa de qué meridianos necesitan ser tonificados, qué meridianos necesitan ser dispersados y el estado general del qi del paciente. El hara puede volver a comprobarse a lo largo de la sesión de tratamiento, y al final de la misma, para comprobar los cambios en el qi.

Para finalizar el tratamiento, coloque ambas manos sobre el abdomen con los pulgares hacia dentro, atacando el arco costal y los demás dedos hacia abajo. Con los pulgares, presione suavemente hacia dentro por debajo de las costillas durante unos cinco segundos.

El tratamiento de la parte anterior de la pierna

Coloque la mano de apoyo sobre la cadera del compañero, justo por encima del muslo sobre el que se va a trabajar en primer lugar. Trabaje sobre el muslo con la parte carnosa de la palma. A continuación trace una línea imaginaria descendente por el centro del muslo y muévase por ella ejerciendo una presión moderada.

Antes de llegar a la rodilla, interrumpa el tratamiento, ya que se trata de una zona muy sensible. Trabaje sobre la zona de la espinilla, de arriba abajo hasta llegar al empeine aplicando la técnica del pulpejo. Estimule los otros puntos situados junto a la tibia presionando con el pulgar, el índice o dedo corazón. La presión no debe durar más allá de cinco segundos. Luego, repita la misma operación con la otra pierna.

En el caso de varices es recomendable no aplicar shiatsu directamente sobre esas venas. Las varices son dilataciones venosas que se caracterizan por la incapacidad de establecer un retorno eficaz de la sangre al corazón y provocar, por tanto, insuficiencia venosa. Las varices más habituales son las que corresponden a los miembros inferiores. Si se quiere realizar un masaje sobre las venas varicosas con el fin de mejorar el malestar y reactivar la circulación se debe tener en cuenta lo siguiente:

- Los masajes se pueden realizar con la palma de la mano o con los dedos sobre la zona aledaña, nunca sobre las varices directamente.
- No hay que utilizar la yema de los dedos para realizar la presión, sino con la palma y los dedos de las manos.
- Para una correcta circulación de la sangre lo ideal es elevar las piernas unos 45°.
- Los masajes se realizan de forma ascendente.
- Es conveniente utilizar alguna crema, loción o aceite para evitar la fricción.

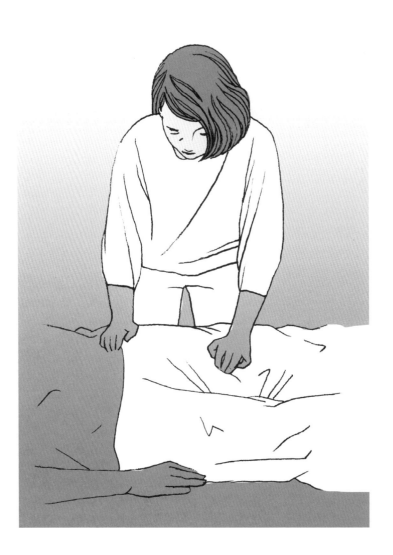

Shiatsu en los pies

Los huesos del pie están ordenados de tal modo que le confieran fuerza y elasticidad y así facilitar su movimiento. Se divide en tres regiones: una posterior o retropie, formada por dos huesos grandes superpuestos uno encima del otro y llamados calcáneo y astrágalo. El calcáneo, esto es, el talón, se apoya solo en la parte posterior y el articula con el astrágalo y el cuboides. La región anterior está formada por un conjunto de huesos delgados colocados en posición radiada denominados metatarsianos y prolongados por las falanges. Entre ambas regiones se encuentra una zona intermedia formada por cinco huesos que forman el mediopie o tarso anterior que se denominan escafoides, cuboides y tres cuñas: es la zona que permite la adaptación del pie al suelo.

La forma abovedada del pie se conserva a pesar del peso corporal que soporta gracias al equilibrio de los huesos, ligamentos y músculos que la conforman, y es por ello que resulta imprescindible la buena correspondencia de todos estos elementos. La correcta disposición ósea y la integridad ligamentaria son los principales factores del equilibrio. En cambio, durante la marcha, el factor principal para mantener los arcos bien conformados es la acción muscular.

La persona que se somete a tratamiento puede hacerlo descalzo o bien con calcetines si el ambiente es frío.

Sentado o arrodillado junto a su compañero, sostenga el talón del pie derecho y levántelo unos centímetros. Con la mano activa, masajee cada uno de los dedos, empezando por el dedo gordo.

Mientras la mano de apoyo continua sosteniendo el pie, sostenga con la mano activa el pie del compañero de manera que el pulgar quede en el centro de la palma del pie. También puede apoyarlo sobre el muslo o bien sobre la rodilla.

Recorra lentamente con el pulgar la línea media de la planta del pie, desde el talón hasta los dedos. Presione diferentes puntos durante varios segundos, haciendo coincidir la presión con la espiración.

Para finalizar, trate de relajar el pie sosteniendo el tobillo con la mano situando la mano activa en la planta y realice unos movimientos circulares. Las articulaciones del pie deben girar en el sentido de las agujas del reloj para luego volver a hacerlo en sentido inverso.

Por el segundo dedo corre el meridiano del estómago y asciende por el borde anterior externo de la pierna. El cuarto dedo se corresponde con el meridiano de la vesícula biliar y se dirige hacia arriba por el costado de la pierna.

Ciertas deformaciones de los dedos de los pies se deben a distorsiones de los huesos, que provocan mala distribución del peso y sobrecarga en la función de algunos meridianos. El *halux valgus* por ejemplo –el llamado vulgarmente juanete- puede ser indicativo de de un bazo agotado por los intentos de eliminar excesos de deshechos y energía acumulada. La inflamación del segundo dedo puede significar un estómago sobrecargado con energía tóxica atrapada en su meridiano. Si este segundo dedo es más largo que el dedo gordo, significa que la persona posee un estómago potente y una cierta tendencia a comer en exceso. Cuando los dedos están montados unos encima de los otros, existe la idea de que se trata de una persona que se altera con facilidad, y si los dedos se arquean hacia abajo es signo de tratarse de una persona tensa y nerviosa.

El meridiano de la vejiga circula por el lado externo del pie y termina en el dedo pequeño mientras que el meridiano de riñón comienza en el centro de la planta del pie. Si esta zona esta bien desarrollada, mullida y caliente, la persona goza de buena salud, ya que los riñones son la fuente de energía primordial para el cuerpo y el espíritu. La cabeza y cuello se reflejan en los dedos (falanges), el tórax en el metatarso, y el abdomen y pelvis en los huesos del tarso. De la correcta alineación de sus huesos resultará entonces la buena función de los órganos contenidos en estas regiones.

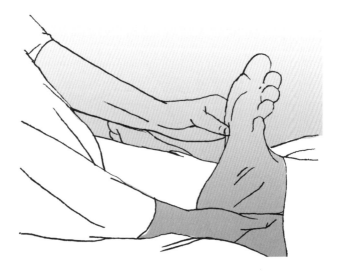

Tratamiento del pecho

De rodillas, junto a su compañero que estará tumbado boca arriba, coloque ambas manos sobre la parte superior del pecho. Los pulgares deben quedar en el centro del esternón, mientras que los demás dedos señalan hacia fuera.

Sitúe un pulgar encima del otro. Cuando espire, presione suavemente el esternón con ambos dedos y mantenga la presión unos diez segundos, sin aumentar la intensidad. Suelte la presión, relájese un momento y vuelva a repetir la operación.

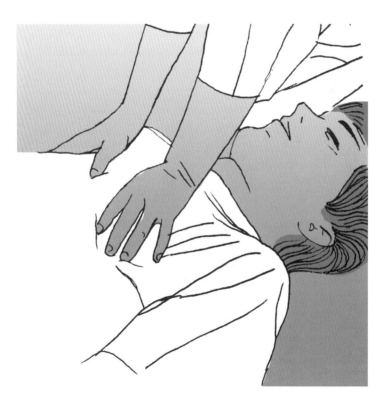

Luego, mueva las manos un poco más hacia arriba y repita la técnica en la nueva posición. A continuación coloque con delicadeza la mano de apoyo en la zona del estómago y con el pulgar presione la clavícula estimulando algunos puntos situados bajo ella. Cada punto debe ser presionado una sola vez durante unos cinco segundos. Se debe empezar por la cara interna de la clavícula y se debe ir avanzando hacia fuera, hacia la zona de los hombros.

Tratamiento de los brazos

Empiece por estirar el brazo derecho del compañero. Arrodillado junto a él, coloque la mano pasiva sobre el hombro mientras que con la mano activa trabaja todo el brazo del compañero.

Aplique la técnica del pulpejo para dar un masaje en la cara interna del brazo de arriba abajo. La palma de la mano del compañero debe estar hacia arriba. Entonces, ejerza una presión suave y termine el tratamiento antes de llegar a la palma de la mano.

Para tratar la cara externa del brazo derecho gire la mano de su compañero de manera que la palma de la mano quede hacia abajo. El brazo puede estar apoyado en el suelo o bien se puede colocar sobre el muslo de quien ejerce la terapia.

Con la mano activa presione con el pulgar la cara externa del brazo empezando por el antebrazo, por encima de la muñeca, y vaya ascendiendo hasta llegar al hombro. Una vez ha concluido su trabajo en el brazo derecho cambie de lado y haga lo mismo en el brazo izquierdo.

El tratamiento de shiatsu en la parte superior del brazo trata la neuralgia, la contractura y la parálisis del brazo, la parálisis del nervio mediano y la contractura de los hombros.

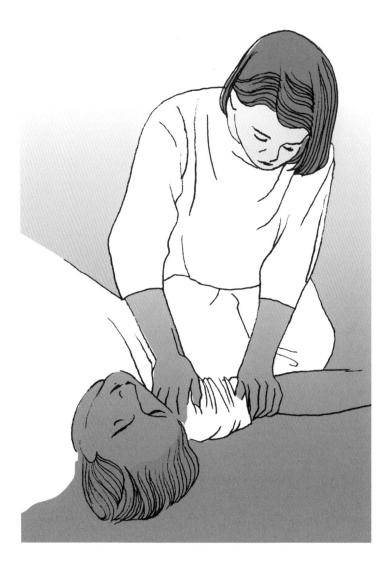

El tratamiento en el antebrazo trata la parálisis del nervio mediano, el calambre de los escribientes, los dolores precordiales y las parestesias en los dedos.

En los dedos de la mano activa los reflejos que ayudan a regular el funcionamiento de los órganos internos y del cerebro. Alivia el calambre del escribiente, el estremecimiento de los dedos, la parálisis de las terminaciones sensitivas de los dedos, los dolores en la zona cardiaca y las tendinitis de los dedos.

En general, el tratamiento en brazos y manos disminuye los dolores de cabeza, cuello, hombros y brazos, mitiga los dolores de garganta, atenúa los problemas de piel (eczemas, erupciones,...), ayuda en los casos de problemas intestinales, facilita el sueño y calma la mente, relaja, etc.

Shiatsu en el cuello

El tratamiento de shiatsu en la parte anterior del cuello mejora el desequilibrio en la circulación cerebral, regula la presión, trata el dolor precordial, el insomnio, la neurosis, las cefaleas, las jaquecas, el dolor de muelas y el hipo. A su vez, regula la secreción de la hormona tiroidea, mejora el "efecto latigazo" de los accidentes de coche y alivia la resaca. También ayuda en el tratamiento de trastornos climatéricos, tortícolis y arterosclerosis.

En la parte lateral del cuello sirve para mejorar las molestias producidas por dormir en una mala posición, y el "efecto latigazo", mareos, acúfenos, dificultades auditivas, dolor de muelas, hiperemia cerebral, mareos en los viajes, resaca, insomnio, somnolencia y tortícolis.

Sucede que, a muchas personas, la tensión se le acumula en el cuello debido a que los músculos de esta zona se agarrotan. Las personas que pasan muchas horas sentadas frente a un ordenador son las que mayor predisposición a ello tienen.

La finalidad de aplicar shiatsu en esta zona es activar el flujo de energía que suele bloquear la nuca y la garganta. Para ello se aplican técnicas de estiramiento y de presión suave.

Las vértebras cervicales son muy sensibles, por lo que no es conveniente girar de manera brusca la cabeza del compañero.

La persona que se somete a terapia debe estar tumbada de espaldas y quien ejerce la terapia se arrodilla tras ella. Coloque las manos bajo su cuello, procurando que la parte carnosa de la palma quede a la altura de las orejas mientras los pulgares descansan en las mejillas. Trate de elevar la cabeza del compañero unos pocos centímetros. Con cada espiración tire suavemente hacia atrás para así estirar ligeramente las vértebras. Mantenga los estiramientos entre 10 y 15 segundos. Suelte lentamente y deje de nuevo la cabeza del compañero en el suelo pero sin retirar las manos.

Vuelva a levantar la cabeza de su compañero y hágala girar alternativamente de derecha a izquierda de forma muy suave. No trate de estirar más allá de lo que le permita su compañero. La mano de apoyo sigue aguantando la cabeza aun cuando la deje reposar en el suelo. En esta posición, la mano activa presiona suavemente algunos puntos de la parte externa del cuello. Mantenga la presión en cada punto unos cinco segundos. Completado el tratamiento del lado derecho del cuello, gire cuidadosamente la cabeza al otro lado y repita la misma operación.

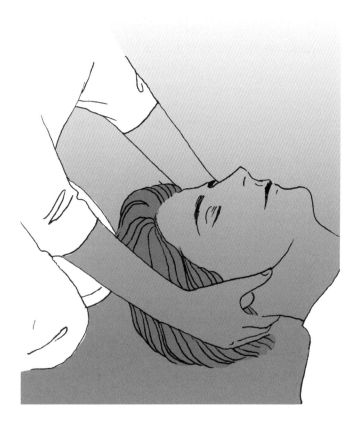

La presión del shiatsu se considera como tal si es aplicada siguiendo tres directrices:

- **Realizar una presión sostenida:** Para ello el terapeuta adopta la posición de gateo si el masaje se realiza a nivel de suelo que consiste en apoyar las rodillas en el suelo y las manos sobre el paciente, repartiendo adecuadamente el peso de su cuerpo sobre estos cuatro apoyos. Al realizar esta técnica, el terapeuta a la vez que espira utilizando la parte baja del abdomen, proyecta la mayor parte de su peso sobre sus manos, de esta manara utiliza la fuerza de su propio peso para ejercer la máxima presión con el mínimo esfuerzo de los brazos. Así obtendrá una presión profunda y placentera, sin riesgo de dañar al receptor.

- **Ejercer una presión perpendicular:** Si tenemos en cuenta que el cuerpo humano no es plano, el terapeuta deberá buscar el ángulo de presión adecuado para conseguir dicha perpendicularidad.

- **Utilizar una presión uniforme y continua:** Hay que mantener el mismo grado de presión durante un periodo mínimo de tres segundos.

Estas son las tres reglas de oro que han de ser aplicadas para obtener una finalidad terapéutica perfecta en el tratamiento de lo contrario, si ejercemos la técnica en una posición poco estable, provocaremos dolor, y si realizamos una presión rápida y discontinua activaremos en exceso al sistema nervioso simpático, produciendo síntomas como agitación y tensión muscular.

Las vértebras cervicales

Son las siete primeras vértebras de la columna. Comienzan justo por debajo del cráneo y terminan por encima de las vértebras torácicas. Son mucho más móviles que las otras dos regiones de la columna vertebral.

Dos vértebras de la columna cervical, el atlas y el axis, se diferencian de otras vértebras ya que están diseñadas específicamente para la rotación. El atlas, que se encuentra entre el cráneo el resto de la columna, tiene un arco delantero grueso y una parte posterior más delgada, con dos masas prominentes de lado. Se asienta en la parte superior de la segunda vértebra cervical, el axis. Esta vértebra tiene una protuberancia llamada apófisis odontoides que se une hacia arriba a través del agujero en el atlas. Los ligamentos entre el atlas y el eje permiten una gran cantidad de rotación. Es esta disposición especial lo que permite que se incline la cabeza de lado a lado en la medida de lo posible.

Shiatsu en la cara

La persona que se somete al tratamiento debe hallarse tumbada boca arriba. Y el terapeuta tiene que tratar de estimular algunos puntos del rostro.

La cara es un lugar en el que se concentran las tensiones y, por tanto, la finalidad última del shiatsu debe ser relajarla en su conjunto. El terapeuta debe empezar por frotarse una mano con la otra para entrar en calor. Después, colocar la parte más carnosa de las palmas sobre los párpados cerrados del compañero, con los dedos señalando hacia abajo.

Así, se pretende irradiar calor y relajar los músculos de los ojos. No hay que ejercer ninguna presión, simplemente limitarse a imponer las manos sobre el rostro de su pareja. La posición debe mantenerse medio minuto mientras se trata de transmitir energía. Para acabar, se levantan lentamente las manos del rostro.

Luego, sostenga con ambas manos la cabeza de su compañero, colocando los pulgares uno sobre el otro en el punto medio que hay entre las cejas. Los demás dedos deben señalar hacia abajo. Con los pulgares, presione con intensidad moderada este punto durante cinco segundos, soltando y repitiendo la misma operación dos veces más.

Vuelva a girar la cabeza del compañero hacia un lado. Con la mano bajo la nuca, presione ligeramente con el pulgar de la mano activa el punto situado en el extremo de la ceja, estimulándolo durante unos tres segundos. Repita la operación cinco veces más. Gire la cabeza del compañero hacia el otro lado y vuelva a ejercer la misma presión.

Para finalizar, lleve de nuevo la cabeza a su posición inicial y coloque ambos dedos corazón en las esquinas inferiores de las aletas de la nariz, a derecha e izquierda. Ahí ejerza una ligera presión con la punta de los dedos, repitiendo la operación tres veces. Frote sus manos y vuelva a dejarlas sobre los ojos de su compañero, para relajar de nuevo la musculatura del rostro.

- Además de relajación, con este masaje se consigue reducir las arrugas del rostro y prevenir su aparición. Para las arrugas que salen bajo los ojos, presione el lagrimal. De esta manera se evita que aparezcan las arrugas de la zona de las ojeras.

- Para relajar los ojos, lo mejor es presionar la zona del puente de la nariz y la parte final de los párpados. Así, notará cómo toda el área de los ojos se relaja.

- La zona de la boca también se puede relajar y, para ello, se debe presionar por orden: los lados de los orificios nasales, inmediatamente después el borde del labio superior en la parte central, para acabar en borde de la parte inferior del labio de abajo.

- Finalmente, para relajar todo el rostro en general, lo que se debe hacer es relajar toda la cabeza mientras se presionan las sienes con movimientos circulares en lugar de centrarnos en determinados puntos del rostro. Esta es una muy buena manera de terminar. El efecto relax es casi instantáneo.

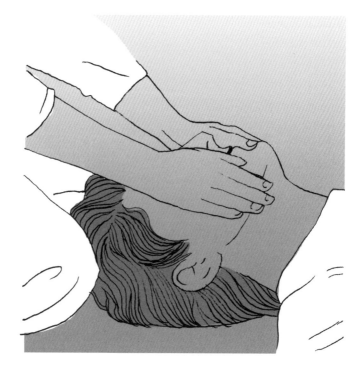

Estiramientos finales

Una sesión de shiatsu suele terminar con unos estiramientos suaves. Con el compañero tumbado de espaldas y relajado, la persona que realiza el tratamiento debe tomar con la mano una planta del pie y, con la otra mano, doblar la pierna por la rodilla. A la siguiente espiración empuje lentamente la rodilla hacia el pecho, de modo que el muslo toque el abdomen.

Ejerza esa presión en línea vertical, de modo que la rodilla no pueda desplazarse hacia un lado. Mantenga la posición entre 15 y 20 segundos. Suelte lentamente la presión y repita el ejercicio con la misma pierna. A cada nueva presión la extensión podrá llevarse más lejos y el cuerpo de la persona tratada se tornará más y más flexible. Deje la pierna extendida en el suelo y realice el ejercicio dos veces más con la otra pierna.

Luego, con la mano derecha, sostenga la mano derecha del compañero y con la mano izquierda haga lo mismo con la muñeca izquierda.

Prestando atención a la respiración de su compañero, trate de inclinarse ligeramente hacia atrás, estirando los brazos de su pareja con todo el peso del cuerpo. En cualquier caso este estiramiento debe producirle una sensación agradable, no puede ser algo molesto. Mantenga el estiramiento durante 15 segundos y después suelte lentamente.

Repita el ejercicio y que el estiramiento sea cada vez un poco más intenso, aunque debe ser la persona que se somete al tratamiento quien marque el límite. Para finalizar, lleva los brazos de su compañero a ambos lados de su cuerpo.

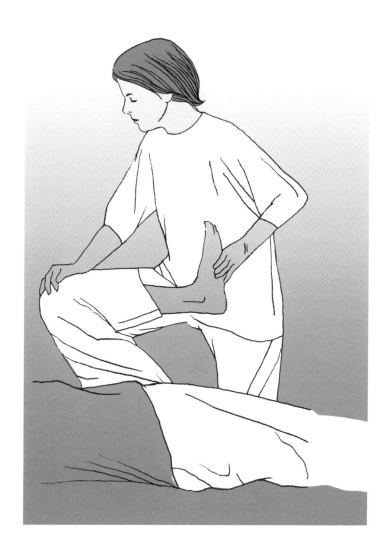

Arrodíllese a los pies de su compañero y dispóngase a realizar los estiramientos de las piernas y de la parte inferior de la espalda. Dado que las piernas son más pesadas que los brazos, se han de estirar por separado. Empiece por la pierna izquierda. Con la mano de apoyo sostenga el talón del pie y con la otra mano la planta del pie. Eleve un poco la pierna y empuje los dedos del pie hacia atrás, en dirección a la cabeza de su compañero. Puede apoyar la pierna sobre su muslo para no cansarse demasiado. Relájese y observe el movimiento respiratorio de su compañero fijándose en el pecho o en la zona del abdomen.

En la siguiente espiración estire la pierna, inclinándose hacia atrás y desplazando también el peso del cuerpo. Tire de la pierna del compañero aumentando la intensidad del estiramiento muy lentamente. Mantenga la posición entre 15 y 20 segundos, relájese y repita la operación. Deje la pierna en el suelo y repita la técnica en la pierna derecha.

Los ejercicios clásicos de shiatsu

Los ejercicios clásicos de shiatsu influyen en sus órganos y meridianos. Al influir en los meridianos, se eliminan los bloqueos de energía y el qi vuelve a fluir libremente por todo el cuerpo.

Cuando la energía fluye de una manera natural, la persona se halla más equilibrada, más tranquila y también más animada. Y se atreverá a caminar con la espalda más recta.

La duración de los ejercicios pueden tener una duración media de unos 20 minutos. Su finalidad no es mejorar la condición física sino garantizar el correcto flujo de energía en el cuerpo para armonizar el cuerpo.

No hay que balancearse bruscamente para estirarse aún más, hay que ampliar los límites poco a poco, no bruscamente. Es importante que pueda hacer examen de autoobservación durante los ejercicios y saber con cuáles tiene más dificultad para observar dónde no se halla en armonía.

Ejercicio para el elemento metal: pulmón e intestino grueso

La fase de transformación del metal simboliza el otoño, el repliegue, la tristeza y la despedida. Con metal se hallan adscritos los órganos del pulmón y el intestino grueso, también la nariz y la piel.

De pie, en una postura cómoda, separando los pies al ancho de la cadera, trate de enlazar los pulgares detrás de la espalda, con los brazos distendidos y el dorso de las manos mirando hacia el cuerpo. Los índices se hallarán estirados, sin tocarse y los demás dedos se dejan cerrados en el puño, sin hacer fuerza.

Tras inspirar, dilate el pecho echando los hombros hacia atrás y tense los hombros, los brazos y las manos. Eche la cabeza hacia atrás tanto como le resulte posible y dirija la mirada al cielo con la boca ligeramente abierta. Inspire y espire profundamente, y en cada espiración intente estirar algo más el pecho. En la siguiente espiración inclínese hacia delante, con la cabeza y el tronco hacia abajo y las rodillas estiradas. Inspire y espire profundamente, estire la cabeza y el tronco más abajo y tire de los hombros, los brazos y las manos hacia arriba. Enderécese poco a poco, soltando los pulgares y dejando los brazos distendidos junto al cuerpo.

Ejercicio para el elemento tierra: el estómago y el bazo

Simboliza el final del verano y la cosecha, así como la estabilidad, la seguridad y la posición natural en el mundo. A la tierra están adscritos el bazo y el estómago. Si fluye la energía hacia ellos, el organismo se siente más seguro y protegido frente a la vida.

Arrodíllese en el suelo separando las rodillas a la misma distancia que las caderas. El empeine de los pies debe quedar estirado sobre el suelo y el cuerpo sentado sobre los talones. Apoye las manos sobre los muslos.

Trate de erguirse, enderezando la columna vertebral y sosteniendo la cabeza como una prolongación de la columna.

Con la mirada al frente, ponga las palmas de las manos en el suelo, con los dedos apuntando al cuerpo. Doble los codos, incline el tronco hacia atrás hasta que llegue al suelo con los codos. Incline la cabeza hacia atrás con la boca ligeramente abierta. La parte delantera de su cuerpo debe describir una curva. Inspire y espire profundamente y, con cada espiración, estire algo más la parte delantera del cuerpo. Ruede lentamente hacia un lado para volver a sentarse sobre los talones y enderece de nuevo la columna vertebral.

Ejercicio para el elemento fuego: el corazón y el intestino delgado

La fase de transformación del fuego está relacionada con el fuego vital y se relaciona con la alegría, el amor y la convivencia. Al elemento fuego se adscriben los órganos de la lengua y el lenguaje.

Sentado en el suelo y con la columna vertebral bien recta, trate de juntar las plantas de los pies. Relaje la región inguinal respirando de manera consciente y deje caer las rodillas hacia el suelo. A continuación, inclínese hacia delante con la espalda recta pero distendida. Inspire y espire profundamente. Con cada nueva inspiración, el aire penetra entre los omoplatos y, con cada espiración, debe dejarse caer guiado por los codos un poco más hacia delante. Trate de erguirse lentamente hasta que vuelva a sentarse en la posición de partida. Estire las piernas y coloque las manos sobre los muslos sin hacer fuerza.

Ejercicio para el elemento agua: la vejiga y los riñones

La fase de transformación del agua simboliza el invierno, el frío, lo adaptable, pero también los impulsos, la vitalidad, la sexualidad y el miedo.

Al agua se adscriben los riñones y la vejiga, también los oídos y los huesos.

Inspire profundamente y, desde la posición sentado, con el tronco bien erguido, baje hacia los pies desde la cadera mientras se espira. Mantenga esta posición durante tres respiraciones en el abdomen. A partir de esta postura, realizar las cinco respiraciones tratando de inclinarse lo máximo posible hacia el frente cuando se espira. Al inspirar sentirá las líneas de tensión desde la cintura hacia los pies en la parte posterior de las piernas, y a lo largo de la columna vertebral, en la espalda. Debe intentar mantener los dedos de los pies hacia arriba, tratando de que los dedos se acerquen a la cabeza, y estirar al máximo los brazos, con lo que sentirá que las líneas de tensión parten de las manos y llegan hasta los pies.

Ejercicio para el elemento madera: la vesícula biliar y el hígado

La posición inicial de este ejercicio es sentado, con las piernas separadas a su máxima extensión, manteniendo las rodillas sin flexionar y tratando que la parte interior de las piernas estén en contacto con el suelo. Luego, se entrelazan las manos por encima de la cabeza, invirtiendo las palmas y colocándolas hacia arriba. Entonces, flexionar el tronco por la cintura hacia uno de los lados, pero manteniendo la posición del torso al frente. A partir de esta posición, realizar tres respiraciones completas para cada lado aprovechando la espiración para incrementar el ángulo de flexión hacia el lado que corresponda.

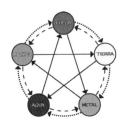

Lorraine Bisset

Estimular la vejiga y los órganos sexuales

Para estimular estos puntos, el terapeuta debe arrodillarse junto a su compañero y presionar la espalda con los pulgares situados a ambos lados de la columna vertebral. Empezando por la parte superior de la espalda, presione lenta pero firmemente entre cada vértebra. No hay que presionar con los músculos sino dejar que el propio peso vaya apoyándose poco a poco en los pulgares. La primera serie de movimientos a lo largo de la columna debe ser ligera, aplicando más peso a medida que se repite el procedimiento. Las áreas dolorosas indican problemas en los órganos correspondientes. Se debe proseguir a lo largo de la columna hasta llegar a la punta del coxis. Cuando un área es particularmente dolorosa se debe volver a ella y aplicar un masaje con los pulgares y con un movimiento circular. Cuando se aplica una presión, el paciente debe exhalar al tiempo que aumenta la presión mediante movimientos lentos y voluntarios.

Una vez se haya terminado en la zona de la espalda, se bajan las manos hasta las nalgas, aplicando el masaje con la palma de las manos y mediante un movimiento circular, siguiendo el contorno de las nalgas y friccionando desde el coxis hacia fuera y hacia arriba. Es un masaje muy útil para las personas que padecen estreñimiento.

El masaje en las piernas trabaja sobre los meridianos del hígado, del bazo y de los riñones, que corren a lo largo de la superficie interna de las piernas. El meridiano de la vejiga continúa hacia abajo por la parte central de la pierna y los meridianos de la vesícula biliar corren a lo largo de la parte externa. Tras un masaje de relajación con la palma de la mano y los dedos, siga con los pulgares y aplique una presión firme en la parte posterior de los muslos y las pantorrillas, evitando la corva, el área blanda que hay detrás de las rodillas. Levante luego parte inferior de la pierna, y aplique un masaje en la parte interna de la pantorrilla, empezando por la rodilla y llegando hasta el tobillo. Friccione la parte interna de la tibia y aplique con los pulgares un fuerte estímulo en la planta de ambos pies, friccionando la parte superior, entre los huesos y los dedos del pie.

Luego, ayude al compañero a colocarse de costado, estirando la pierna que está en contacto con el suelo y doblando sobre la rodilla la otra pierna. Aplique el masaje al muslo de la pierna doblada y presione con el pulgar, bajando por la línea media de la parte externa de la pierna. Empiece por la zona de la pelvis y continúe hasta la rodilla, y de allí pase a la parte externa de la tibia, donde se halla el meridiano de la vesícula biliar.

Tienda al compañero sobre su espalda, con las piernas dobladas de forma que las rodillas queden levantadas. Aplique un masaje al abdomen, empezando de forma suave y con un movimiento circular justo encima de la pelvis en el lado derecho, siga hacia arriba, llegando a las costillas, rodeando al abdomen y bajando por el lado izquierdo. Y ello sin aplicar mucha presión, sino limitándose a presionar el área con cierta resistencia, aflojando lentamente la presión. El compañero debe espirar al aplicársele la presión. Se trata de un masaje que produce un alivio grande en caso de sufrir espasmos intestinales, estreñimiento o gases.

Lorraine Bisset

La relajación y la toma de conciencia

Para completar un tratamiento de shiatsu conviene realizar una serie de ejercicios de relajación con el fin de tomar conciencia sobre el propio cuerpo y sobre los efectos de una sesión de la terapia sobre el organismo. El objetivo de esta relajación es también terminar de una manera armónica el tratamiento y prolongar los efectos de la terapia.

Una sesión de shiatsu es también un intercambio de energías entre quien ejerce la terapia y su compañero. Por eso hay que poner los cinco sentidos en ello y no realizar el trabajo de manera mecánica. La relajación es una manera de finalizar y prepararse para seguir con la rutina diaria.

Siéntese sobre los talones junto a su compañero. Coloque las palmas de las manos sobre su abdomen y perciba el movimiento respiratorio de su compañero. El lugar exacto donde debe depositar las manos es: una, por debajo del ombligo, y la otra por encima del mismo. Libérese de las tensiones y relaje los hombros y el rostro. Debe percibir cómo sube y baja la pared abdominal y sienta el calor de sus manos.

Transmita la energía a su compañero a través de sus manos, note cómo se dirige al interior de su organismo. El terapeuta también debe saber percibir la energía de su compañero. No debe trabajar con la fuerza de su voluntad, sino con su imaginación. Es importante pensar que estamos inundando de luz al compañero, que se trata de un ejercicio de meditación compartida, se debe crear una conexión especial que trascienda lo puramente físico y que va más allá de las meras palabras. El shiatsu debe producir, a la larga, una transformación que produzca mayor confianza y comprensión en las personas.

Las técnicas de shiatsu proporcionan por sí solas un relajación extendida de los músculos del cuerpo, ya que trabaja sobre los meridianos, sobre los cuales se ejerce una suave presión con manos, dedos, codos, antebrazos, rodillas o pies. Como la mayoría de las terapias naturales, el shiatsu parte de la idea de que el cuerpo es un organismo con capacidad de autocuración, y por tanto el papel del terapeuta es el de ayudar en ese proceso natural.

Tras una sesión:

- Es recomendable evitar actividades vigorosas o estresantes.
- A menudo el tratamiento se complementa con recomendaciones de ejercicios y cambios saludables en la dieta.
- En ocasiones tras una sesión, se puede experimentar cansancio, pero esta sensación es pasajera. Normalmente la sensación es de gran relax y bienestar, así como de un aumento de energía.

El shiatsu es también una vía de toma de conciencia de nuestro cuerpo, de nuestras emociones y de nuestros patrones de pensamiento. El tratamiento sirve para reconectar con nosotros mismo, para volver la mirada hacia el interior y observar nuestro cuerpo. Eso es así –tan fácil y tan difícil al tiempo- porque en demasiadas ocasiones la mente ofrece demasiadas alternativas que nos dispersan y no permiten concentrarnos en nuestro cuerpo.

Al volver la mirada al cuerpo, el contacto se hace consciente y se observa con mayor detenimiento nuestro cuerpo. Un buen terapeuta de shiatsu tiene en consideración estas cosas y procura trabajar con plena conciencia, dejando de lado todo automatismo que no ayuda para nada. Y sabe adaptar su trabajo a cada momento y cada compañero. Esta forma de contacto y estimulación de los meridianos y los puntos de acupuntura nos invitan a la relajación y a tomar consciencia de nuestro cuerpo.

Cuando el cuerpo se relaja, la mente también lo hace. Cuando se tiene un ataque de ansiedad, por ejemplo, cuerpo y mente interactúan y se influencian mutuamente: el estrés acelera la respiración, lo que nos hace hiperventilar y aumentar el nivel de oxígeno en la sangre. Esto puede llevar al cuerpo a que sienta dificultades para respirar y que el cuerpo se paralice. Así pues, relajar el cuerpo significará también relajar la mente, y viceversa. Gracias a esta relajación física y mental se produce el shiatsu y el organismo es capaz de tomar mayor conciencia de sí mismo a diferentes niveles.

Los beneficios de la relajación en el cuerpo son muchos y diversos, pero entre ellos se pueden citar como más importantes:

- Disminuye del estrés y la ansiedad, lo cual además ayuda a pensar con mayor claridad y a ser más creativos.
- Elimina la tensión muscular y los dolores.
- Aumenta el nivel de conciencia.
- Incrementa el reposo y ayuda a lograr un descanso más profundo.

- Eleva la resistencia frente a las enfermedades.
- Contribuye a mantener en equilibrio la tensión arterial.
- Mejora la oxigenación y aumenta la energía y la vitalidad.
- Estimula a que predominen en nuestra mente los pensamientos positivos.

Cuando el cuerpo se relaja y ahuyenta ciertos patrones de tensión puede dar lugar a cambios posturales y a nuestra propia percepción del cuerpo. Muchas veces no somos conscientes de la tensión que una persona puede llevar encima. Y la relajación puede eliminar esa tensión que se acumula en ciertas partes del cuerpo, como las piernas, el cuello o las manos.

Una vez se aprende a tomar conciencia de las partes de cuerpo de las que somos menos conscientes, se pueden llegar a relajar con mayor facilidad. Cuando no somos conscientes de la tensión en ciertas partes del cuerpo es más difícil relajarlas.

Ejercicio para descansar y relajar la cabeza

Lleve las puntas de los dedos índice, medio y anular a la parte alta de la mandíbula, delante del orificio de la oreja. Si abre y cierra la mandíbula notará que se abren tres entradas en las que encajan los dedos. Quédese sobre los puntos durante diez respiraciones. Haga una pausa y repite.

Lorraine Bisset

Ejercicio para relajar la tensión del cuello

El punto está en la parte superior del trapecio cercano al cuello. Lleve los pulgares sobre ese punto y deje el peso de la mano. La cabeza alineada con los hombros y los pulgares en la horizontal. Respire tres veces, baje los brazos y manos a los costados y sienta su peso. Repita dos veces.

Ejercicio para relajar la espalda

Levante la cadera hasta que pueda deslizar las manos bajo la espalda y ponga los nudillos a izquierda y derecha de la columna vertebral, bajo la musculatura. En esta posición vaya dejando caer el peso del tronco paulatinamente hacia el suelo. Respire tres veces en esta posición.

Muchas personas pueden tener reacciones emocionales dispares ante ciertos estímulos físicos: pueden sentir miedo cuando les tocan la tripa, rabia al masajear las orejas o el cabello, etc. De ahí que sea tan importante en el shiatsu el tacto suave que puede ayudarnos a explorar las emociones a banda y banda. Todo ello dentro del contexto terapéutico, donde el receptor puede trabajar con estas experiencias de un modo menos traumático.

Cuando el cuerpo se relaja profundamente, el flujo de pensamientos también se calma. Por lo que es inevitable desligar los pensamientos del cuerpo humano. El shiatsu nos puede ayudar en esa búsqueda de la calma que perseguimos, en la toma de conciencia del momento presente. Ese estado de calma mental propicia la creatividad y nos da una idea más clara de los patrones mentales que nos limitan. Relajarse es observarse y poder ver nuestros pensamientos con cierto distanciamiento.

El lugar donde practicar la relajación tiene que partir del sentido común. En general, se han de evitar los estímulos auditivos y visuales, esto es, un lugar con poco ruido y poca luz. El lugar donde se realice una sesión de relajación tiene que cumplir los siguientes requisitos:

- Debe ser un sitio tranquilo, lejos de estímulos externos perturbadores.
- La temperatura debe ser la adecuada, ni alta ni baja.
- Y la luz ha de ser moderada, una luz tenue en la habitación es importante.

La persona debe tomar una posición en la que se sienta cómoda, tranquila, sin molestias ni dolor. Debe ser una posición que le permita respirar de manera profunda y suave. Se recomienda estar tendido sobre una cama o un diván, con los brazos y las piernas ligeramente en ángulo y apartados del cuerpo. También puede ser en un sillón cómodo y con brazos, con apoyos para la nuca y los pies. Y, por último, puede ser sentados en una banqueta o un taburete, descansando la parte superior del cuerpo sobre la región dorso lumbar.

La vestimenta ha de ser fresca y libre, sin ropas ajustadas, que pueden ocasionar una tensión extra. Tampoco no son necesarios los zapatos, fajas, cinturones o sujetadores. La ropa debe ser de algodón, que permita la transpiración y esté en contacto con la piel. Y, si es blanca, mucho mejor, ya que aumenta los niveles de relajación.

Lorraine Bisset

Los patrones mentales

Los patrones mentales son imágenes, supuestos e historias que se tienen en la mente acerca del mundo, de uno mismo, de los demás y de la vida en general, y son claves en tu interacción con el entorno.

Muchos de esos patrones son heredados, inducidos o grabados en nuestros cerebros desde el exterior por las personas que representan la autoridad (familia, cultura, sociedad, sistemas como el patriarcado, etc.) en lo que se suele llamar el «patrón de perfección» y otras las fabricamos nosotros mediante nuestros sistemas de procesamiento sensorial (que nos dan una versión muy parcial y a veces absurda de la realidad) y nuestro cerebro (incapaz de discernir entre verdad y falsedad sin utilizar otros patrones).

Los patrones mentales tienen una consecuencia directa sobre la propia autoestima o autoconfianza, el miedo o ansiedad ante el futuro, comportamientos habituales autodestructivos o que generan flujos de energía negativos (crítica, enjuiciamiento, etc.), resentimiento o apego al pasado, patrones de castración, tendencia a culpar a los demás y a no responsabilizarse de las propias acciones, elaboración de proyecciones y alianzas, incluso sobre la capacidad para sobredimensionar el tamaño de las responsabilidades o de negar su derecho a la felicidad, su derecho al amor, su derecho al gozo, etc.

Los hábitos correctos de respiración son muy importantes, ya que portan suficiente oxígeno al organismo. Algunos ejercicios clásicos de respiración son:

- Inspiración abdominal: Colocar una mano en el vientre y otra en el estómago. Al respirar se debe percibir el movimiento de la mano en el vientre pero no en el estómago. Al principio puede parecer difícil, pero al cabo de 15 o 20 minutos se controla.

- Inspiración abdominal, ventral y costal: La persona al inspirar debe llenar primero de aire la zona del abdomen, luego del estómago y el pecho por último.
- Espiración: Es continuación del ejercicio anterior. Al espirar se deben cerrar los labios de forma que al salir el aire se produzca un resoplido. Debe ser pausada y controlada.

El proceso vital dentro del cuerpo es una trama en espiral que se va abriendo con el paso del tiempo, ya desde momentos antes del nacimiento. Este movimiento en espiral se imprime en nuestra conciencia, desde el cabello, pasando por las cervicales, las puntas de los dedos, la estructura de los músculos del corazón y de otros órganos.

Los órganos meridianos son los que con más frecuencia se utilizan en shiatsu. Las mejores áreas para el tratamiento son:

- Intestino grueso: A lo largo de la parte superior externa del brazo, y entre el pulgar y el dedo índice en la parte carnosa de la mano.
- Vesícula biliar: A lo largo de la parte externa de la pierna, desde la pelvis hasta la rodilla.
- Estómago: Un poco hacia el exterior del borde frontal de la tibia, desde la rodilla hasta el tobillo.
- Vejiga: En el centro de la parte posterior del muslo, y en ambos lados del coxis.
- Intestino delgado: A lo largo de la parte inferior interna del brazo, desde el dedo meñique hasta la axila.
- Pulmones: A lo largo de la parte interior superior del

brazo, y debajo de la clavícula, en la parte superior del pecho.

- Hígado: Debajo de la parte carnosa de la pantorrilla, entre la rodilla y el tobillo.
- Bazo: Debajo de la tibia, en la parte inferior de la pierna, entre el tobillo y la rodilla.
- Riñones: En la parte superior interna de la pantorrilla, por encima del músculo.
- Corazón: A lo largo de la parte inferior externa del brazo, y en los omoplatos.

4. Su aplicación en la vida cotidiana

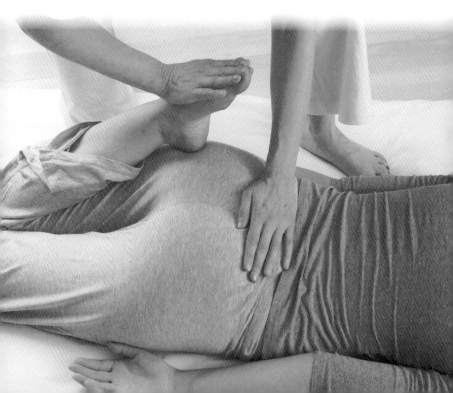

Ya hemos visto que, presionando determinados puntos, se pueden hacer desaparecer determinadas molestias, problemas digestivos, tensiones musculares y problemas anímicos. La mayoría de los cuales son reflejo de un déficit en el flujo de energía que circula por los meridianos.

Autotratamiento

La finalidad última de la práctica del shiatsu es lograr el equilibrio integral del cuerpo. Es por ello que se aplica la digitopresión en líneas de puntos vinculados con el sistema nervioso y los meridianos energéticos.

La persona que se aplica un autotratamiento de shiatsu se está poniendo en comunicación consigo mismo, con su propio cuerpo y su ser más íntimo. El cuerpo posee un lenguaje propio con el que intenta transmitirnos información procedente de una sabiduría propia. El autotratamiento permite establecer contacto con uno mismo y así comprenderse mejor a uno mismo.

Hay que saber escuchar la voz interior durante este proceso, saber localizar los puntos correctos encargados de distribuir la energía vital, guiándose por el conocimiento sí, pero también por la intuición.

El autotratamiento puede llevarse a cabo de maneras muy distintas: se pueden estimular de vez en cuando puntos determinados para estimular molestos dolores de cabeza o migrañas, por ejemplo, y eso puede llevarse a cabo en cualquier momento del día, esperando el autobús o sentado en la oficina.

En cualquier caso, lo importante es sentirse cómodos y utilizar el pulgar, la técnica de los dos dedos o el pulpejo.

No debe aplicarse el autotratamiento del shiatsu en caso de enfermedades graves. Las molestias agudas y el dolor intenso o la pérdida de conciencia pueden ser síntomas de una enfermedad grave. Tampoco se ha de aplicar en caso de infecciones cutáneas, supuraciones, hongos en la piel, esguinces, distensión en los tendones o fracturas óseas. En cambio, en el caso de pequeñas dolencias, la terapia no supone ningún tipo de riesgo. La armonización de los flujos de energía del organismo contribuye a aumentar las defensas del organismo y a prevenir la aparición de las enfermedades más graves.

Al aplicarlo de una manera regular, el autotratamiento mejora la regeneración de las células y tiene un efecto rejuvenecedor en la piel, la vuelve más flexible y resistente.

- **En la frente:** Utilice los dedos índice, medio y anular de ambas manos. Realice las presiones en los tres puntos de la línea central de la frente, desde el entrecejo y subiendo hacia el nacimiento del pelo. Repita la operación tres veces.
- **En las sienes:** Con los dedos índice, mayor y anular presione simultáneamente los tres puntos de ambas sienes durante tres segundos. Esta maniobra alivia los dolores de cabeza y los malestares por baja presión.

- **En la nariz:** Sitúe el dedo índice abajo y el dedo medio sobre la uña del índice. Presione los tres puntos de la nariz, desde el hueso nasal hasta el costado de las aletas nasales. Este tratamiento es ideal para los resfriados, la sinusitis y las molestias bucales.

- **En los pómulos:** Trace una línea imaginaria en dirección ascendente desde las aletas de la nariz hacia las orejas. Con los tres dedos centrales presione simultáneamente los pómulos durante tres segundos.

- **En los ojos:** Utilice los dedos índice, medio, anular y meñique para presionar con ambas manos la región orbital inferior. Hágalo suavemente.

- **En la cabeza:** El estrés, la ansiedad, una vida laboral intensa, producen un exceso de energía y tensiones. A partir de ciertas rutinas se pueden aliviar las obstrucciones energéticas y restaurar el qi o energía vital, lo que dará un mayor equilibrio y relajación al cuerpo. Con los dedos medios, se presionan los seis puntos de la línea central de la cabeza, desde el nacimiento del pelo hasta la coronilla. Cada vez que se llega a este último punto, permanecer unos cinco segundos y tratar así de conectar con la energía del cosmos.

- **En el cuello:** El cuello y las cervicales son las zonas que más sufren a diario. La rutina del autotratamiento en estas zonas puede servir para alojar dolores y tensiones que la mayor parte de las veces son provocadas por pasar muchas horas al día sentados en una mala postura. Presione con los dedos medios en ambos lados de las cervicales, desde el punto superior y bajando hacia la espalda. Repetir la operación tres veces. Luego, inclinar levemente la cabeza hacia atrás y hacer cinco presiones finales en el punto central.

Seiza, una manera de sentarse a la japonesa

Tanto en las artes tradicionales como en muchos momentos de la vida diaria podemos ver con frecuencia que los japoneses tienen la costumbre de sentarse de rodillas en el suelo. Esa postura tan característica de ellos se la llama "seiza" y es la manera tradicional y la más adecuada para sentarse en el suelo. En Japón la gente usa esta postura especialmente cuando llevan a cabo disciplinas tradicionales como el shodō, el ikebana, la ceremonia del té o el autotratamiento en el shiatsu, y se ve también con mucha frecuencia en el mundo de las artes marciales.

Para sentarse al estilo seiza debemos arrodillarnos en el suelo, las nalgas reposan sobre nuestros talones y el empeine del pie estará sobre el suelo. La espalda permanece totalmente recta y las manos descansan sobre nuestro regazo un poco dobladas. Normalmente es realizado en suelo de tatami, pero mucha gente lo realiza en alfombras o en suelo de tabla dura. La ceremonia, el estatus de la persona o la edad, también es clave en esta manera de sentarse. Aunque se permite sentarse en otras posiciones, se considera informal o inapropiada en ciertas ocasiones.

Eliminar el cansancio y la fatiga

Muchas personas llegan extenuadas a casa tras un duro día de trabajo. Pueden llegar a sentirse quemados y sin energía, agotados. Es preciso algún tipo de aliciente que les devuelva la vitalidad para afrontar el resto del día con las suficientes garantías.

Las causas más habituales de cansancio físico y mental son:

- Jornadas extensas de trabajo.
- Práctica de ejercicios de manera intensa.
- No dormir las horas adecuadas.
- Abusar de la ingesta de diuréticos, tranquilizantes y laxantes.
- Déficit de vitaminas o proteínas.
- Convalecencia por enfermedad o cirugía.
- Mala alimentación.
- No cumplir con la cantidad de ingestas diarias.
- Embarazo.
- Fumar.
- Anemia.
- Trastornos del sueño.
- Diabetes.
- Obesidad.
- Estrés.
- Depresión.
- Fibromialgia.

Estimulando ciertos puntos con el shiatsu se puede estimular el flujo de energía vital y despertar nuevas fuerzas que parecían apagadas o dormidas.

Siéntese sobre los talones, coloque el pulpejo de la mano derecha bajo el ombligo, en el centro del vientre. Utilice la parte carnosa de la palma de la mano derecha en la prolongación del pulgar y la mano izquierda sobre la derecha para ayudar en la presión.

Trace una línea imaginaria desde el centro del abdomen hasta el pubis pasando por el ombligo con el fin de estimular esa zona. Al espirar, ejerza una presión suave o moderada, y al inspirar, relaje. Repita la operación cinco veces.

En el caso de poder trabajar con un compañero, se puede realizar el siguiente protocolo:

En posición decúbito supino, trabajar los puntos repartidos entre las cadenas musculares de la caja torácica, además de los intercostales con presiones de dos segundos. Movilizar con presiones de la palma de la mano y el pulgar sobre los puntos de unión del esternón con las costillas, así como el punto shanzhong del centro del esternón. A continuación, aplicar presiones y estiramientos sobre el meridiano del pulmón, recorriendo el deltoides hacia el dedo pulgar y presionando los bordes ungueales del dedo pulgar sobre el final del recorrido tendinomuscular del meridiano del pulmón.

En posición decúbito lateral, sobre el lado izquierdo del receptor, se trabajan las cadenas musculares del cuello para aportar mayor espacio y movimiento a los escalenos. Se trabajan las líneas cervical anterior lateral y posterior del cuello. También se trabajan las cadenas musculares del cuello para aportar mayor espacio y movimiento a los escalenos.

En posición supino, se trabajan los mismos puntos intercostales que al principio pero ahora sobre el costado derecho del receptor.

En prono, se estimula con presión y movimientos dinámicos el área diafragmática y lumbar.

A continuación, y en supino, se estiran los brazos del receptor hacia atrás, practicando un movimiento similar al del remo, con el fin de abrir la caja torácica. Luego, se colocan las manos del receptor sobre su pecho y se practica un ejercicio de contraresistencia en el que el receptor intenta elevar lentamente los codos hacia arriba mientras que quien ejerce la terapia ejerce resistencia sobre sus codos, tratando así de conseguir liberar las áreas que se ubican en la región intercostal y braquial lateral correspondiente al movimiento metal pulmón e intestino grueso. Situando las manos por debajo de las clavículas, se acompañarán un par de espiraciones empujando del compañero suavemente hacia abajo la caja torácica hasta que haya expulsado por completo todo el aire. Los pulmones realizan dos funciones básicas: la de recoger a través del movimiento de inspiración y la de expulsar a través de la espiración el dióxido de carbono.

A continuación se practica durante unos segundos el amasamiento sobre el vientre finalizando el equilibrio de agua y metal. Con nuestros dedos índice y pulgar se presiona en la región interna de las cejas, comienzo del nacimiento del agua y con nuestra mano derecha se realiza una ligera presión sobre el hara, sintiendo los cambios en la respiración.

Si una persona padece un estado de cansancio crónico puede significar que se halla bajo de defensas, por lo que el tratamiento en pareja es más que recomendable. De todas maneras, si ello no es posible, no se olvide de activar periódicamente todo el organismo a través de la zona del abdomen. La estimulación del hara, el centro vital situado en este punto, es especialmente importante para vivificar todo el cuerpo. Frótese el abdomen describiendo con la palma de la mano izquierda círculos grandes alrededor del ombligo. Describa 24 círculos en sentido de las manecillas del reloj y otros 24 en sentido contrario, hasta que sienta el abdomen caliente y bien irrigado. Al principio, dibuje los círculos muy lentamente, aumentando la velocidad y haciéndolos paulatinamente más pequeños. Al finalizar, tómese el tiempo suficiente para percibir las sensaciones del abdomen y los efectos del masaje.

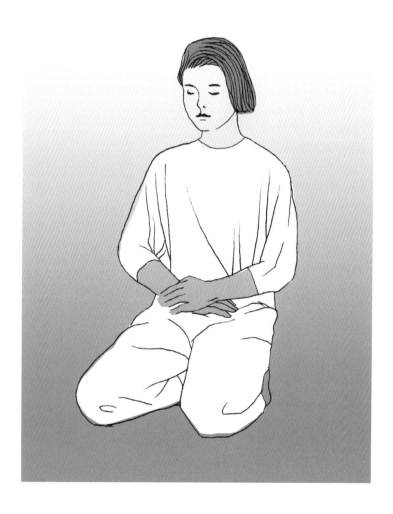

Combatir estados depresivos

La mayoría de las veces es difícil identificar un estado depresivo debido a las diferentes formas en las que se manifiesta. También puede suceder que una persona pueda sufrir diferentes síntomas que puedan dar a pensar que una persona padece estados depresivos. Un estado depresivo se debe considerar como una enfermedad más general que a su vez presenta diferentes formas de manifestación.

Por regla general un estado depresivo se manifiesta la mayor parte de las veces bajo tres aspectos: el psíquico, el físico y el social. Cuando se trata de estados depresivos se pueden observar los siguientes cambios: se está más triste, no se es positivo respecto al futuro, resulta difícil motivarse con nada y se prefiere quedarse en la cama antes que afrontar los retos diarios.

Un estado depresivo ejerce una influencia sobre los procesos mentales, especialmente sobre la capacidad de concentración, la memoria o la producción de la hormona del estrés. Una persona deprimida suele olvidar las cosas y le resulta difícil concentrarse en las tareas diarias, además de padecer estrés.

A veces, un suceso triste, una pérdida, nos puede conducir a un estado depresivo en el que se pierden las ganas de vivir. La melancolía y el decaimiento han de ser la excepción y no la norma.

Hoy en día son cada vez más las personas con tendencias depresivas que se sumen en el desánimo por cuestiones nimias. Cuando una persona se sienta melancólica, disgustada o se presenten las primeras tendencias depresivas, el shiatsu puede ayudarle a recuperar la sensación de bienestar. Al estimular las energías vitales del cuerpo, también se actúa sobre la psique.

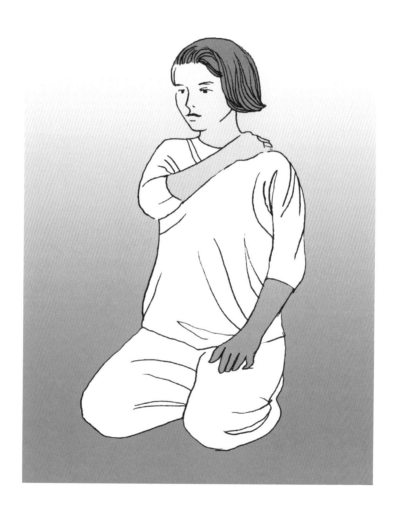

Siéntese o arrodíllese y deje colgar el brazo pasivamente, lleve la mano derecha al hombro cruzando el pecho de forma que la parte carnosa de la palma toque la clavícula izquierda. El punto que debe estimular es muy sensible y fácil de encontrar. Para localizarlo imagínese una línea vertical que vaya desde el pezón izquierdo hasta arriba: el punto en cuestión se sitúa en el punto superior del hombro.

Presione ese punto con los dedos índice y corazón durante diez segundos. Presione con una cierta fuerza y repita la operación tres veces, cambie de lado y presione con la mano izquierda el hombro derecho.

Mejorar el dolor de espalda

Muchas personas tienen un trabajo sedentario que les ocupa muchas horas al día y por tanto tienen poco tiempo para realizar ejercicio. Una mala higiene postural es la causa más común de la mayoría de dolores de espalda.

A través de la columna vertebral se distribuyen distintas terminaciones nerviosas que conectan las distintas partes de nuestro cuerpo. Si se presta la suficiente atención a la posición corporal, se lleva una buena alimentación y se reciben tratamientos periódicos de shiatsu se pueden paliar distintas afecciones que aquejen a la espalda, entre ellas, el temido dolor lumbar.

Las causas del dolor lumbar pueden ser muchas:

- **Sedentarismo:** La espalda necesita movimiento y estiramientos para mantener un buen tono muscular y una buena flexibilidad.
- **Estrés:** La tensión provocada por una situación estresante puede provocar dolor de espalda, sobre todo en

la zona de cuello y hombros; también puede influir en nuestros órganos internos y provocar dolor en su zona de expresión local o en la zona de relacionada con la espalda.

- **Una mala alimentación:** La obesidad provoca falta de tono y mala circulación sanguínea en nuestros músculos de la espalda. Los problemas en el estómago también pueden provocar dolor de espalda en la zona de la décimo segunda vértebra dorsal.

- **Embarazo:** El aumento de peso y el volumen de la gestación provocan una sobrecarga, sobre todo en la zona lumbar.

- **Un exceso de miedo** en nuestra vida también puede provocar dolor de espalda, ya que provoca un leve pero continua contracción de las cadenas musculares posteriores y un vacío energético en la zona de los riñones.

Los dolores lumbares son algunas de las dolencias más extendidas entre la población. Con el tratamiento de shiatsu es posible aliviar los dolores más persistentes pero es también conveniente erradicar aquellas posturas que cargan con el cuerpo.

En el shiatsu se trabaja con los conceptos kyo o vacío, y jitsu o lleno. Entonces, se debe valorar si el dolor de espalda que no afecta se engloba en las categorías kyo o jitsu.

Un dolor de naturaleza fría, que mejora con el movimiento y que presenta un tono muscular débil indica que es de caracterísitica kyo. El terapeuta de shiatsu ejercerá técnicas de tonificación con una presión profunda y prolongada. En cambio, un dolor de naturaleza caliente, que mejora con el reposo y que presenta mucha tensión puede significar que se encuentra con una dolencia jitsu, por lo que será conveniente aplicar técnicas de dispersión-estiramiento con presiones rápidas.

El terapeuta ha de trabajar el meridiano de la vejiga, que transcurre a lo largo de la zona posterior del cuerpo. También trabajará sobre la zona del abdomen, la zona del sacro y el meridiano de riñón.

Siéntese en el suelo, sobre las rodillas y con la espalda bien recta. Coloque ambas manos en la cintura, de modo que los pulgares presionen la espalda. Trate de situar las manos bastante arriba, de manera que los índices queden justo por debajo de las costillas. A continuación presione con fuerza con los pulgares los puntos situados a derecha e izquierda a pocos centímetros de la columna vertebral. Y repita la operación tres veces, hasta que las manos queden sobre las caderas. Trate de guiarse por la intuición para localizar los puntos correctos, lo más normal es que sean junto a la columna.

Para sentarse correctamente, lo más importante es hacerlo sobre la parte anterior de los isquiones. Si la base, nuestra pelvis, está bien posicionada, automáticamente se alineará nuestra columna, siendo más fácil mantener una buena postura todo el día. La mesa debe estar próxima a la silla para que no tengamos que inclinarnos hacia delante y tiene que tener el tamaño adecuado a la estatura de cada persona. Si fuese alta tendríamos que encorvarnos. Por el contrario, si es baja tendremos que estirarnos en exceso. Se considera un tamaño adecuado si la mesa está por debajo del esternón, a la altura de las últimas costillas. El ordenador debe situarse enfrente de nosotros con la parte superior de la pantalla a la altura de nuestros ojos. Evitar acercarse a la pantalla demasiado y hacer extensión de cuello y llevar la cabeza hacia adelante, ya que puede provocar lesiones en la musculatura suboccipital y en estadios más avanzados cefaleas y mareos.

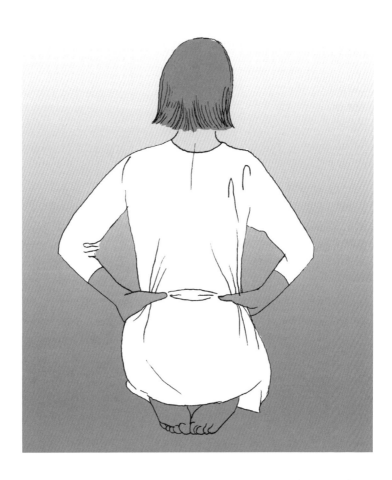

Prevenir el dolor de cabeza

La mayoría de personas experimentan dolores de cabeza ocasionalmente. Estos dolores pueden ir desde leves molestias hasta un malestar insoportable que duren varias horas. Existen ciertas estrategias para evitar esas molestias que nos pueden dejar fuera de juego durante un buen rato.

Por ejemplo tomar una alimentación adecuada: Investigaciones científicas han comprobado que la ingesta de ciertos alimentos inflama o desinflama determinadas áreas cefálicas. Se recomienda no abusar del chocolate, ni quesos fermentados, fiambres y salchichas, y decir sí al consumo de carne y pescados frescos, sopas, verduras, frutas, leche fresca, legumbres y féculas. También es importante no saltarse ninguna comida durante el día.

Una causa frecuente de dolor de cabeza es la deshidratación, por lo que beber agua apenas comience el malestar puede ayudar a su disminución. Lo ideal es seguir tomando pequeños sorbos durante el resto del día, evitando el café, alcohol y bebidas gaseosas.

Cuando sucede un dolor de cabeza, lo mejor es escoger un lugar tranquilo, sin ruido y oscuro, que invite al descanso y al relajo. Lo mejor es recostarse, cerrar los ojos y concentrarnos en la respiración, siempre en una posición cómoda, en la que el cuello no quede tenso, y que la temperatura ambiente también es un factor a considerar. Si es usted una persona a la que afecta negativamente el frío, se recomienda abrigarse, y si es de las personas que padece mucho el calor, es preciso ventilar el espacio para que no suba la temperatura.

Los masajes relajan y en los momentos en que un dolor de cabeza se presenta, también pueden ayudar. Para que sea efectivo, primero comience por el cuero cabelludo, luego siga con cuello y termine en los lóbulos de las orejas. En cada zona presione y mueva los dedos de la mano en forma circular. Esto hará que poco a poco la circulación mejore y que la tensión disminuya.

Usar compresas frías ha sido siempre una receta tradicional, casera y muy útil. Poner un paño frío sobre la frente puede ayudar a que los vasos sanguíneos se contraigan, especialmente si el problema es en la zona de las sienes o de los senos paranasales. Si se calienta, mójelo y vuelva a ponerlo en la parte en que hay dolor.

Es probable que cuando nos duela cabeza no tengamos ganas de hacer nada, sin embargo, cambiar de ambiente, salir al exterior y tomar aire puro pueden transformarse en grandes aliados a la hora de comenzar uno de estos episodios. Una pequeña caminata le ayudará a renovar el aire que entra en su cuerpo, y además despejará tu mente.

El shiatsu puede también ser muy útil para mitigar ese dolor o eliminarlo por completo. Empiece por situarse de pie o bien siéntese sobre sus rodillas. Lleve ambas manos a su cabeza, colocando las puntas de los dedos índice y corazón en ambas sienes, entre el borde de la ceja y el ángulo externo del ojo, aproximadamente a un centímetro de la ceja. Presione con ambos dedos suavemente, manteniendo la presión unos diez segundos y aumentando la intensidad de la presión progresivamente. Relájese y repita la operación tres veces.

A continuación coloque las puntas de los dedos índice, corazón y anular de ambas manos sobre la ceja derecha e izquierda respectivamente. Presione de manera suave y masajee los puntos de las cejas mediante pequeños círculos durante unos 30 segundos. Presione con el pulgar un punto situado en el empeine, por encima de la depresión entre el segundo y el tercer dedo del pie, apretando durante siete segundos, primero en el pie derecho y luego en el izquierdo.

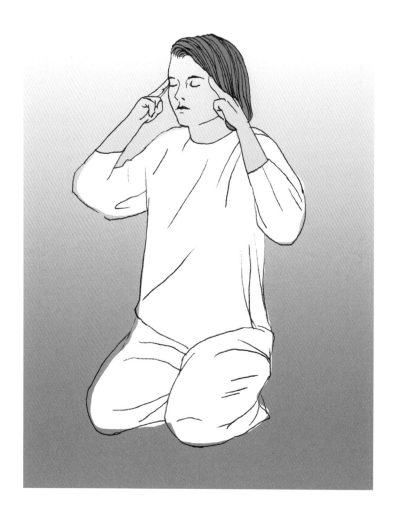

Insomnio

Muchas personas padecen problemas de sueño y suelen recurrir a los somníferos para paliarlos. Pero entrar en la rueda de las "necesarias" pastillas para dormir puede producir un hábito muy pernicioso, que además suele acarrear efectos secundarios. Es importante que pruebe las técnicas de shiatsu para conciliar el sueño y así dejar de lado las píldoras para dormir.

La falta de sueño puede acarrear problemas para conducir, trabajar, estudiar o simplemente mantener una conversación. El insomnio, además, puede afectar a todas las edades, desde los más jóvenes que se enfrentan a los exámenes hasta los más mayores. Entre los tipos de insomnio se cuentan:

- **El insomnio transitorio:** Es la incapacidad para quedarse dormido durante unos pocos días. Esto sucede cuando estamos tensionados, estresados o excitados por alguna situación que afecta a nuestro sueño. Por ejemplo dormir fuera de casa, un entrenamiento intenso, viajar a otros lugares atravesando husos horarios diferentes, etc.

- **El insomnio a corto plazo:** Es el que se produce frente a situaciones como el estrés laboral, problemas familiares o de relaciones interpersonales, y puede durar entre dos y tres semanas.

- **El insomnio crónico:** Son muchas las personas que se quejan de insomnio crónico, es decir, duermen mal casi todas las noches. El insomnio crónico o persistente puede tener distintos orígenes, pero muchos de ellos relacionados con la expresión de otro problema de salud, como desórdenes respiratorios o de la actividad muscular.

Los problemas de insomnio pueden ser debidos a problemas psicológicos, factores relacionados con el estilo de vida o ser la consecuencia de un problema de salud.

Siéntese o arrodíllese con la espalda bien recta. Lleve ambas manos a la cabeza, de manera que las palmas de las manos tapen las orejas. Sitúe los pulgares por debajo del borde inferior del hueso que hay en la base del cráneo y presione en la pequeña depresión que allí encontrará. Los puntos se hallan a la altura del centro de las orejas. Al espirar, presione fuertemente con ambos pulgares al mismo tiempo durante siete segundos y repita la operación dos veces más.

Ahora, coloque la punta del dedo índice entre las cejas, justo por encima del centro de la nariz. Masajee suavemente este punto en círculos durante unos 30 segundos.

Dese un masaje en las plantas de los pies. Cruce una pierna por encima de la otra y coja con ambas manos el pie que queda en la parte superior, de modo que los pulgares estén en contacto con la planta del pie.

Trace una línea imaginaria por el centro de la planta que vaya desde los dedos hasta el talón. Ponga un pulgar sobre el otro y presione unos siete segundos los puntos que hay a lo largo de la línea media. Empiece unos cms por debajo del dedo medio hasta llegar al talón. Y para finalizar, repita en el otro pie.

Un estudio realizado en 2006 demostró que tres cuartas partes de los pacientes con trastornos del sueño reconocieron obtener una mejoría gracias a las sesiones periódicas de shiatsu. De las seis funciones primarias monitorizadas, tres mostraron obtener un efecto notable: la movilidad, el carácter y el sueño.

Una vez realizado el autotratamiento de shiatsu puede complementarlo con una infusión de plantas. Las más recomendables para favorecer el sueño son:

- El azahar es un suave inductor del sueño que puede incluso administrarse a niños sin peligro alguno. Se suele tomar en infusión: media cucharada por taza. Se deja reposar dos minutos. Una taza por la tarde y otra quince minutos antes de acostarse.

- La melisa es sedante y equilibrante del sistema nervioso. Se puede tomar en infusión una cucharada por taza (dos o tres tazas al día) pero es también efectiva cuando se añade una infusión muy concentrada al agua del baño que se prepara con cuatro cucharadas de planta por taza.

- La valeriana es tranquilizante, favorecedora del sueño y relajante muscular. En forma de infusión o decocción tiene dos inconvenientes: su sabor y su olor acostumbran a ser rechazados; por ello la administración suele ser en forma de comprimidos o de extracto fluido (20-25 gotas antes de acostarse). Puede realizarse un baño sedante de la manera que sigue: se añade al agua caliente de la bañera la decocción de 100 gramos de raíz de valeriana en 1 litro de agua. El baño debe durar unos 15 minutos y después hay que envolverse con una toalla o albornoz sin frotar el cuerpo, abrigarse y meterse en cama. La valeriana resulta más tranquilizante para aquellas personas tranquilas que por alguna causa están nerviosas que a las personas que son nerviosas por naturaleza.

- La pasiflora o pasionaria es sedante e inductora del sueño. Se toma en infusión: una cucharada por taza de agua. En extracto fluido se podrían utilizar 15 gotas antes de acostarse.

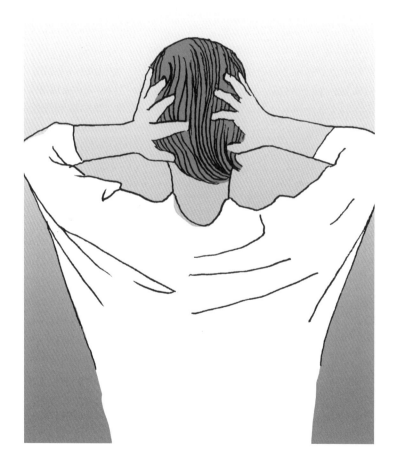

Problemas digestivos

El shiatsu posee algunas técnicas apropiadas para ayudarle a eliminar los problemas digestivos. Las causas puede ser muy distinta: pueden ir desde una alimentación errónea a factores de tipo anímico. Las molestias se pueden mitigar con sencillas técnicas de presión.

La mayoría de los problemas digestivos comunes suelen durar poco tiempo y se pueden controlar con cambios en el estilo de vida.

Por ejemplo, el estreñimiento, que implica tener menos de tres evacuaciones intestinales a la semana. Las heces pueden ser firmes o difíciles de expulsar. Ocurre siempre cuando las heces se desplazan demasiado lentas por el intestino grueso o cuando los intestinos absorben demasiada agua, por lo que las heces se endurecen y resecan. Algunas causas comunes son el consumo insuficiente de fibra, no beber agua, ciertos medicamentos y cambios en la rutina.

En cambio, la diarrea consiste en tener tres o más evacuaciones blandas al día. Las causas pueden ser varias, desde una enfermedad bacteriana o ingerir alimentos que contienen gérmenes, consumir productos lácteos si se es intolerante, cafeína, endulzantes artificiales, etc. También tomar medicamentos, antibióticos, o el mismo síndrome de colon irritable.

El reflujo gástrico ocurre cuando el músculo del esófago se abre y cierra al tragar no adecuadamente. Cuando esto ocurre, el alimento y los líquidos digestivos, que contienen ácido, regresan al esófago. El reflujo gástrico puede causar sensación de ardor en el pecho y la garganta en forma de acidez. Suele notarse mayormente al consumir cafeína o ciertas frutas cítricas, tomates o alimentos preparados.

Las hemorroides son vasos hinchados del ano y el recto. Suele ocurrir cuando se tienen que forzar las evacuaciones intestinales. Cuando pasan las heces pueden dañar las hemorroides y hacerlas sangrar. Se pueden producir por varios factores, como tener sobrepeso, estar embarazada, mantenerse de pie en períodos prolongados, hacer muchos esfuerzos durante el embarazo o tener estreñimiento. Al agregar líquidos a la dieta se pueden prevenir las hemorroides.

El síndrome del colon irritable suele afectar a las mujeres entre 30 y 50 años. Los síntomas puede ir desde cólicos estomacales, gases, hinchazón abdominal, cambios en los hábitos de evacuación, heces con mucosidad, etc. El estrés, consumir grandes comidas o ciertos medicamentos pueden hacer que los síntomas empeoren. El síndrome de colon irritable no se puede curar, pero se pueden reducir los síntomas.

El shiatsu puede reducir las molestias y eliminar los dolores espasmódicos con sencillas técnicas de presión. Si estas molestias incluyen fuertes dolores de vientre, arcadas, flatulencias, se puede seguir la siguiente pauta: Túmbese de espaldas y flexione las piernas. Coloque ambas manos sobre la parte superior del abdomen, de modo que la palma de la mano izquierda descanse por encima del ombligo y la palma de la mano derecha esté por debajo. A la siguiente espiración, presione suavemente la zona durante cinco segundos y después vaya soltando lentamente. Desplace las manos a la altura del ombligo y repita la técnica anterior. Finalmente, ponga las manos por debajo del ombligo y presione de nuevo durante cinco segundos.

En caso de diarrea, siéntese en una silla y palpe la rótula. En el borde superior del hueso, busque el punto medio y, desde allí, trace con el pulgar una línea recta hacia arriba. A unos cinco cms de la rodilla, ligeramente hacia fuera, se localiza el punto que debe estimular presionando con fuerza el pulgar durante cinco segundos.

En caso de estreñimiento coloque los dedos índice y corazón de ambas manos sobre el ombligo. Desde allí, desplace ambos manos hacia los lados, hasta localizar dos puntos situados a tres o cuatro cm del ombligo. Aplique con delicadeza mediante la técnica de los dos dedos y aumente la intensidad de la presión unos diez segundos. Repita la operación entre tres y cinco veces.

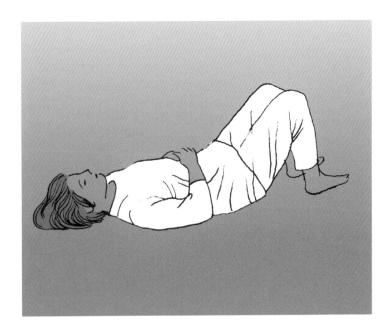

Falta de concentración

Mantener la atención durante un período prolongado no es fácil para muchas personas. Nos es mucho más fácil concentrarnos en algo que nos interesa y que nos gusta. A pesar de todos los estímulos externos que nos distraen hemos de saber tener la capacidad de prestar atención en aquellas ocasiones que lo que requieran. La buena noticia es que los malos hábitos pueden ser eliminados.

Por ejemplo el exceso de tecnología. Está comprobado que las personas dependientes de su teléfono móvil suelen sufrir falta de concentración. Cuantas más tareas tenemos en las manos, más nos cuesta centrarnos en una específica.

No haber dormido bien puede ser una causa de falta de concentración. En estos episodios, la mente está nublada y nos cuesta mantener la atención. Se recomienda dormir ocho horas diarias.

Una de las razones de la falta de concentración es el aburrimiento en el trabajo, que la persona no encuentre suficientes alicientes y le cueste encarar la actividad.

El estrés nos impide organizarnos y cumplir con nuestras tareas diarias. Es un gran enemigo de la concentración. La solución puede ser la meditación, pues está comprobado que los síntomas de ansiedad nos libera de distracciones.

También la falta de ejercicio físico mejora nuestra habilidad mental, mejora nuestra memoria y nos ayuda a relajarnos. Por tanto, hacer ejercicio puede ser una excelente manera de retomar la concentración en nuestro día a día.

Cuando se estimula el flujo de la energía vital de inmediato se perciben los efectos sobre el estado anímico.

Con el pulgar de la mano derecha, presione las puntas de los dedos de la mano izquierda. Coja el pulgar izquierdo con el pulgar, el índice y el corazón de la mano derecha, mientras que el anular y el meñique quedan al lado. Con el pulgar derecho vaya presionando las puntas de todos los dedos de la mano izquierda con intensidad moderada y manteniendo esa presión medio minuto. A continuación, cambie de mano y aplique la misma técnica con la mano derecha. Presione cada punto solo una vez. Ahora, túmbese y coloque la palma de la mano derecha justo por debajo del ombligo. Ponga la mano izquierda sobre la derecha. Al espirar, apriete suavemente con las palmas, manteniendo la presión unos 30 segundos, siempre con la misma intensidad. Después de una breve pausa, repita de nuevo.

Sobrepeso

Las técnicas de shiatsu también pueden ser muy efectivas para ayudarnos a perder los kilos que sobran. Esta técnica actúa en un plano sutil.

El sobrepeso suele estar relacionado con una dieta inadecuada, por tanto es importante cambiar las pautas de alimentación para eliminarlo. El shiatsu, en este contexto, ayuda a armonizar los centros de control del apetito situados en el cerebro, haciendo que se reduzca la sensación de hambre o evitando súbitos accesos de hambre voraz. Pero hay una serie de pautas que le pueden ayudar a evitarlo:

- Horarios establecidos de comida: tratar de dejar claramente establecidos horarios de alimentación, evitando saltarse comidas.

- Que la siesta, si la realiza, sea al menos una hora después de haber comido. Asimismo, trate de que la cena sea al menos una hora antes de acostarse.
- No almuerce mirando el televisor, ello hace que no tome conciencia de la cantidad que se consume, además de disminuir la comunicación familiar.
- Trate de comer lento, mastique varias veces y disfrute los alimentos. La comida debe ser un deleite y no un mero trámite.
- De ser posible salga a caminar, al menos unos 5 minutos, después de las comidas, especialmente del almuerzo y cena.
- Incrementar el consumo de frutas y sobre todo verduras a cinco porciones diarias, idealmente tres de verduras, donde se prime el consumo de verduras de hoja o tallo y se controle el consumo de verduras con mayor índice glicérico como las raíces (zanahoria, betarraga) y solo dos de frutas, idealmente con cáscara.
- Incrementar el consumo de fibra ya sea a través de frutas y verduras como de cereales integrales (preferir arroz o fideos integrales), legumbres y leguminosas.
- Evitar el consumo de azúcares, bebidas *light*.
- Evitar comer postres como helado, o aquellos que en su elaboración tengan cremas, leche condensada o sean muy ricos en azúcares.
- Evite lo más posible la comida basura, entendiendo por esta aquella alta en grasas saturadas, grasas trans, colesterol y azúcares totales o agregados. Trate de que su consumo sea esporádico.
- Prefiera helados de agua a los de crema. En el caso que pueda haga helados de zumos *light* en casa, poniendo estos en la nevera.

- Prefiera el agua a las bebidas azucaradas. E idealmente evite el consumo de cualquiera de ellas durante las comidas.

Siéntese cómodamente sobre los talones y coloque la mano derecha sobre el hombro izquierdo. Relaje la musculatura del brazo derecho, y coja con la mano izquierda la parte superior del brazo derecho, de manera que el pulgar quede en el medio del bíceps, cerca del borde superior del húmero. Apriete con relativa intensidad, manteniendo la presión unos siete segundos, repitiendo la operación un total de tres veces. Después, cambie de lado y presione el mismo punto en el brazo izquierdo.

A continuación, masajee con el dedo corazón el punto situado justo entre el labio superior y la nariz. Describa pequeños círculos durante un minuto, sintiendo cómo estimula las encías de los incisivos superiores.

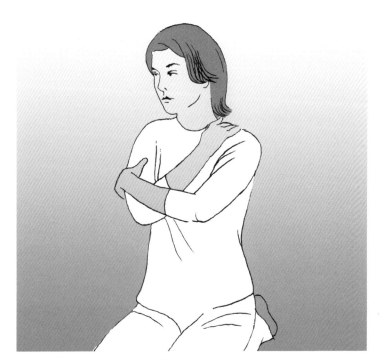

Problemas sexuales

Además de poder tratar cualquier enfermedad, el shiatsu sirve también para activar o desarrollar sensibilidades, que pueden hacer del placer sexual una experiencia interminable.

La cultura oriental trata el cuerpo y la mente como un todo que se conjuga en armonía. Este masaje se basa en el qi, que fluye a través del cuerpo por distintos canales. Por tanto, la presión en distintos puntos no hace otra cosa que ayudar a que esta energía continua fluyendo cuando por alguna razón su paso se obstruye o se dificulta ocasionando dolencias. Al presionar, hacemos que el qi fluya de mejor forma, logrando un mayor bienestar y mayor sensibilidad. Los puntos de presión son distintos para hombres y para mujeres.

Para los hombres hay tres puntos de placer en las vértebras sacras, que regulan el funcionamiento de los órganos genitales:

❏ Diez presiones de tres segundos en la zona sacroilíaca.

❏ Para el bienestar realizar presiones de tres segundos en la cruz del estómago.

❏ Para relajarse y aportar placer a su pareja, acariciar sobre el hígado, la porción (o cavidad) sigmoidea del colon (ligamento púbico-prostático).

❏ Para estimular las reacciones sexuales ejercer una presión alrededor del ano, es decir, entre el ano y los genitales.

❏ Presionar en los testículos es revigorizante.

❏ Si termina con una nueva serie de presiones en la zona sacra y en la cruz del estómago, conseguirá una mayor duración del acto sexual.

En cambio, en las mujeres, las presiones deberían ser:

❏ Para estimular las reacciones sexuales, comenzar ejerciendo una presión en la glándula tiroides que se sitúa en la zona frontal del cuello, justo encima de la clavícula.

❏ Excitar las glándulas suprarrenales con el puño.

❏ Continuar con una presión completa de todos los puntos sexuales situados a ambos lados de la tercera, cuarta y quinta vértebras lumbares. Hágalo de arriba hacia abajo y apretando con todo su peso.

❏ Por último, termine con un tratamiento de shiatsu en la glándula tiroides, las glándulas endocrinas, situadas entre los senos y la región inguinal situada entre las piernas.

La gran mayoría de los problemas sexuales tienen una causa psíquica, por lo que es preciso dedicar una especial atención al hara, al punto central del cuerpo que en la filosofía oriental es también el centro de las energías vitales.

Trate de frotarse una mano con la otra hasta que perciba el calor. A continuación ponga sus manos en los riñones, de modo que los pulgares queden en la parte anterior del cuerpo, y los demás en la parte posterior. Sienta cómo las palmas de las manos transmiten calor a los riñones. Cierre los ojos y permanezca en esta posición al menos un minuto. Después, retire las manos, fróteselas de nuevo y colóquelas en los riñones, tratando de aguantar en esta posición unos dos minutos.

También puede masajear toda la zona abdominal con la palma de la mano, describiendo grandes círculos alrededor del ombligo. Repita la operación unas 24 veces en sentido de las manecillas del reloj y otras tantas en sentido inverso.

El cansancio psicológico, una hipertensión del sistema nervioso vegetativo o un desequilibrio hormonal pueden afectar a la actividad sexual normal. Este trastorno se llama impotencia en el caso del varón y frigidez en el de la mujer. En la mujer, la cusa de la frigidez suelen ser factores emocionales. Ciertas actitudes, como la vergüenza, la represión o la asociación de las relaciones sexuales con obscenidad, contribuyen al problema y no deben pasarse por alto. Debemos darnos cuenta de que un estilo de vida equilibrado, tanto física como mentalmente, es esencial para llevar una vida sexual feliz.

Se descubre el verdadero problema examinando los meridianos. Unos meridianos de la vejiga y del riñón jitsu indican que un exceso de hormonas sexuales está perturbando la relajación emocional, el deseo sexual y el sistema endocrino. En los casos de falta de erección o de eyaculación precoz, cobran especial importancia los meridianos de la vesícula biliar y del hígado, que rigen la circulación sanguínea. Cuando el meridiano del bazo está «duro» o tenso, como ocurre a menudo con los diabéticos, puede que el paciente padezca de falta de deseo sexual. Los meridianos del intestino delgado y del corazón también intervienen en esos problemas. La falta de ejercicio puede ser otro factor causante de trastornos sexuales. En estos casos, hay que normalizar los meridianos del intestino grueso y de los pulmones.

El shiatsu es un modo muy eficaz de restablecer el equilibrio energético indispensable para un vigor sexual normal.

El practicante no debe perder de vista que también intervienen factores emocionales y psicológicos que cumplen
un papel muy importante en el mantenimiento del equilibrio
energético.

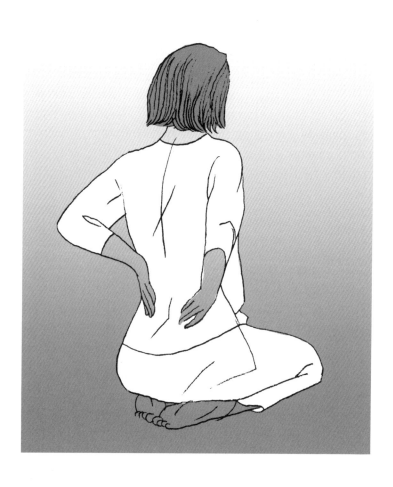

Nerviosismo

El nerviosismo es un estado interior de agitación en el que se pierde o se reduce la calma natural. Suele ser una reacción del organismo ante una situación desconocida, poco frecuente o incómoda.

Las personas que padecen esta situación suelen manifestar síntomas asociados como temblor de manos, inseguridad, taquicardias, miedo y pérdida de concentración. Suele afectar al sueño y provocar insomnio o trastornos nocturnos.

Lo habitual es recomendar técnicas de relajación, cuidar el sueño y practicar deporte para aliviar tensiones y reducir el estrés. También ayudan los baños relajantes, los masajes y otras actividades que nos puedan distraer, como caminar, bailar, pasear en bicicleta, practicar yoga o meditación. Es importante cuidar la dieta y evitar las bebidas excitantes. Es recomendable ingerir alimentos ricos en tritófano, un aminoácido esencial que se obtiene de las proteínas de los alimentos.

Siéntese en una silla y coloque el pie derecho sobre el muslo izquierdo. Tome la planta del pie con la mano izquierda y con el pulgar derecho estimule un punto que se se halla en la cara interna de la planta del pie, en línea imaginaria ascendente que va desde el dedo gordo hasta por debajo del tobillo. A unos pocos cms por encima del borde superior del tobillo, junto al borde posterior de la tibia, se encuentra el punto que deberá presionar fuertemente con el pulgar tres veces. Respire lenta y profundamente. Al espirar, levante el pulgar poco a poco y repita esta operación entre tres y cinco veces.

Otra técnica que puede realizar es la siguiente: Túmbese sobre la espalda y flexione las piernas. Frótese la palma de una mano contra la otra hasta que perciba el calor. A continuación coloque las palmas de las manos sobre el vientre, por debajo del ombligo y trate de transmitir ese calor a todo el abdomen. Las palmas de las manos descansan sobre la barriga. Si realiza esta técnica antes de ir a la cama, conseguirá dormirse fácilmente y descansar.

Molestias respiratorias

Las enfermedades respiratorias crónicas comprometen al pulmón y a las vías respiratorias. Entre ellas, se encuentran el asma, el EPOC o enfermedades obstructiva crónica, la rinitis alérgica, las que tienen un origen laboral y la hipertensión pulmonar. Los factores de riesgo más importantes son: fumar, la contaminación del aire en espacios cerrados, la contaminación ambiental, la exposición a alérgenos, la inhalación de polvo o productos químicos y los antecedentes familiares u otras alergias. Suelen presentarse en forma de tos persistente, disnea (falta de aire) y secreciones respiratorias.

A través de la tos el cuerpo libera sustancias nocivas y mucosidad. Las toses crónicas y persistentes, requieren la atención médica, no hay que olvidarlo. Las alergias también suelen provocar problemas respiratorios y ataques de asma.

El shiatsu suele ser muy efectivo en estos casos. Siéntese con la espalda bien recta y lleve la mano izquierda a la clavícula derecha. Busque el punto medio de la clavícula y mueva la mano dos o tres centímetros hacia abajo. En ese punto estimule la primera y la segunda costilla. Presione con el índice y el corazón de la mano izquierda.

Presione con intensidad al espirar y mantenga la posición al menos siete segundos. Repita la operación tres veces.

Otro punto a estimular se halla en la muñeca. Gire la palma de la mano derecha hacia arriba y flexione ligeramente la mano en dirección al antebrazo. El punto se halla en el pliegue situado por debajo del pulgar. Presione esta zona con el pulgar izquierdo al menos durante cinco segundos tres veces, y repita en el lado contrario.

El invierno es una época propicia para los resfriados y muchas personas no acaban de curarlo en toda la estación. No suele suponer un peligro grave para la salud, pero si deviene en gripes sí puede ser un problema grave para quienes les puede suponer un factor de riesgo añadido.

Hay que decir, antes que nada, que las infecciones febriles no deben tratarse con shiatsu. En cambio, un resfriado común puede ser fácilmente sanado con las sencillas técnicas de presión de esta terapia.

Estimule un punto situado en la parte carnosa que hay entre el pulgar y el índice. Separe el pulgar del índice de la mano derecha y tome el pulgar y el índice de la otra mano, justo entre los huesos del pulgar y el índice de la mano derecha. Coloque el pulgar en el dorso y el índice en la palma. Apriete este punto entre los dos dedos durante siete segundos. Aplique la misma técnica en la otra mano. Masajee el pulgar y el índice de la mano derecha el punto situado justo entre medio de las cejas por encima de la nariz, y trate de describir pequeños círculos ejerciendo una suave presión durante un minuto.

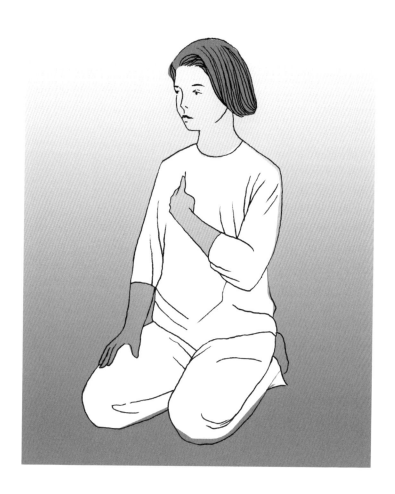

Trastornos circulatorios

Son obstrucciones del flujo sanguíneo causadas por arterias contraídas u obstruidas, lo que produce un suministro deficiente de sangre rica en oxígeno y sustancias nutritivas en la zona del cuerpo afectada. Una buena circulación es necesaria para suministrar oxígeno a los órganos y tejidos. La capacidad que tienen las células de sobrevivir sin oxígeno varía de un órgano a otro, por lo que también un trastorno circulatorio masivo tiene diferentes consecuencias: mientras el cerebro solo sobrevive unos pocos minutos sin oxígeno, los riñones y el hígado sobreviven de tres a cuatro horas, y un corazón en reposo llega a sobrevivir incluso varias horas.

Para armonizar las funciones circulatorias se pueden aplicar las siguientes técnicas: En primer lugar, siéntese en el suelo, extienda la pierna izquierda y flexione la derecha, de modo que la planta del pie derecho toque el muslo izquierdo. A continuación trate de estimular la cara interna del muslo derecho con la parte carnosa de la palma de la mano. Presione con la izquierda y apóyese en el suelo con la derecha. Presione los puntos que se hallan en una línea imaginara que se halla en la cara interna del muslo, empiece por la parte de arriba y vaya bajando poco a poco. Presione con fuerza tres veces durante unos diez segundos, después desplace la mano cuatro o cinco dedos más abajo y repita la operación, hasta llegar al borde de la rodilla. Invierta la posición de las piernas y aplique la misma técnica.

Puede realizar una pequeña variación de esta técnica: masajee con los dedos índice, corazón y anular un punto situado tres o cuatro centímetros por debajo del ombligo, en el centro del vientre. Trate de describir pequeños círculos hasta que perciba una sensación de calor, al menos durante un minuto. Presione tres veces con el pulgar un punto situado en el centro de la planta del pie. Para localizarlo, trace una línea imaginaria en la planta del pie que vaya desde el dedo medio hasta el talón. En el punto medio de esta línea está el punto que debe estimular. Apriete con fuerza con el pulgar durante siete segundos y repita entre tres y cinco veces y aplique la misma técnica en la planta del otro pie.

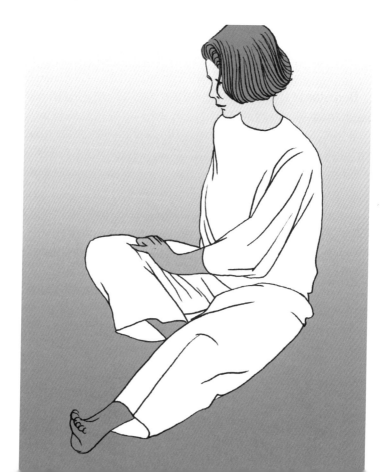

Bibliografía

Beresford-Cooke, C., *Teoría y práctica del shiatsu*, ed. Paidotribo, Barcelona 2001.

Bonet, I., San Juan V., *Manual práctico de shiatsu zen*, ed. La liebre de Marzo, Barcelona 2005.

Jarmey, Chris; Mojay, Gabriel, *Shiatsu – guía completa*, ed. Paidotribo, Barcelona 2002.

Jarmey, Chris; Tindall, John, *Digitopuntura*, ed. Folio Ediciones, Barcelona, 1998.

Jarmey, Chris, *Shiatsu, ejercicios e inspiraciones para tu bienestar*, ed. Evergreen, Köln 2006.

Lundberg, P., *El libro del Shiatsu. Vitalidad y salud a través del arte del tacto*, ed. Integral, Barcelona 1992.

Masunaga, S., Ohashi, W., *Shiatsu zen*, ed Paidós, Barcelona 1994.

Masunaga, S., *Ejercicios de imaginería zen. Ejercicios con meridianos para una vida integral*, ed. Edaf, Madrid 1989.

Ohashi, W., Monte, Tom, *Como leer el cuerpo: manual de diagnosis oriental*, ed. Urano, Barcelona 1991.

Ohashi, W., *Acupuntura sin agujas*, ed. Martínez Roca, Madrid 1991.

Seiffert, Ralf, *La esencia del shiatsu*, ed. Shinden, Barcelona 2011.

Yahiro, R., *Oki-Yoga shiatsu*, ed. Mandala, Madrid 1982.

En la misma colección

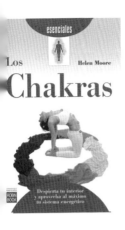

LOS CHAKRAS
Helen Moore
Despierta tu interior y aprovecha al máximo tu sistema energético.

Los Chakras son siete centros energéticos situados en el cuerpo humano. Su conocimiento nos llega a través de la cultura tibetana forjada a través de la experiencia personal de los maestros de Shidda Yoga. La energía del cosmos atraviesa nuestro cuerpo trabajando en esa red de centros energéticos sutiles. Los chakras captan esa energía del ser humano y la hacen circular hacia el macrocosmos. Los chakras nos conectan con nuestro mundo espiritual y de su equilibrio depende en buena medida nuestra salud. De nuestra capacidad para leer las señales de estos centros de energía y rectificar o corregir su trayectoria dependerá que podamos evitar determinados trastornos.

PNL
Clara Redford
Una guía práctica y sencilla para iniciarse en la programación neuroligüística

Con este libro descubrirá las técnicas básicas para comprender y practicar la programación neurolingüística en la vida diaria. La PNL es un método eficaz que trabaja el lenguaje para influir en los procesos cerebrales y una poderosa arma para realizar cambios en la vida, ya que gracias a este método cualquier persona puede desarrollar todas y cada una de las capacidades ocultas. Este libro es una guía práctica para realizar una serie de ejercicios que le servirán para (re)conocerse y poder cambiar así modelos de conducta mental y emocional por otros que le darán una mayor armonía y equilibrio.

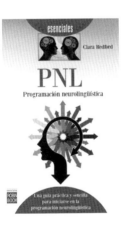

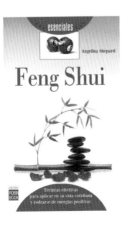

FENG SHUI
Angelina Shepard
Técnicas efectivas para aplicar en su vida cotidiana y rodearse de energías positivas

Feng Shui es una antigua ciencia desarrollada en China que revela cómo equilibrar las energías de un espacio para asegurar la salud y la buena fortuna de las personas que lo habitan. Este libro es una extraordinaria introducción muy práctica y sencilla a las formas de ubicación del Feng Shui. Aprenda a descubrir las técnicas de purificación para transformar su hogar en un espacio sagrado y distribuir los diferentes elementos de la casa para alcanzar el máximo bienestar.

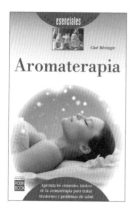

AROMATERAPIA
Cloé Béringer

Este libro es una invitación para adentrarse en el mundo de las esencias naturales que se extraen a través de las plantas. Cuando todo a nuestro alrededor transcurre muy rápido, cuando el entorno se vuelve cada día más exigente, parece obligado tomar un respiro y abandonarse a un tratamiento natural como este para restablecer nuestro equilibrio y armonía. Con la lectura de esta guía el lector conocerá las propiedades (analgésicas, antibióticas, antisépticas, sedantes, expectorantes o diuréticas) de cada una de las diferentes plantas de las que se pueden extraer los aceites esenciales y los beneficios físicos y psicológicos que se pueden derivar.

AYURVEDA
Thérèse Bernard

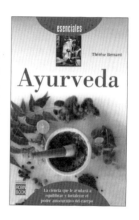

El método de salud más antiguo del mundo. Así es como se define el ayurveda. Desarrollado en la India hace ya más de 6.000 años, su nombre significa "conocimiento o ciencia de la vida". En efecto, se trata de crear equilibrio y fortalecer al tiempo las capacidades curativas del cuerpo humano. Su modo de abordar la salud desde un punto de vista holístico, esto es, integral, lo convierte en un método diagnóstico que tiene en cuenta todos los aspectos de la vida de una persona. Este libro es una introducción a la ciencia ayurvédica que le ayudará a desarrollar una mayor sensibilidad hacia su cuerpo, entendiendo la enfermedad pero también su origen. De modo que pueda conocer los aspectos físicos, psicológicos y espirituales de cada patología.

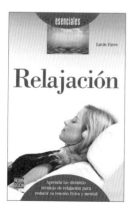

RELAJACIÓN
Lucile Favre

La relajación es un estado natural que nos proporciona un descanso profundo a la vez que regula nuestro metabolismo y nuestra tensión arterial. Pero llegar a ese estado es difícil debido al ritmo de vida al que nos vemos sometidos. Las técnicas de relajación liberan nuestras tensiones, tanto musculares como psíquicas, facilitan el equilibrio y nos proporcionan paz interior. Llegar a ese estado de bienestar y tranquilidad requiere tiempo y una cierta práctica. e ahí que este libro combine la exposición de los principales métodos contrastados para relajarse con una serie de ejercicios muy útiles que pueden conducirte a esa calma tan deseada.

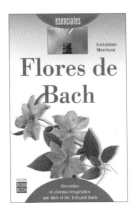

FLORES DE BACH
Geraldine Morrison

¿Sabía que los desequilibrios emocionales pueden tratarse con esencias florales? Son las llamadas Flores de Bach, un conjunto de 38 preparados artesanales elaborados a partir de la decocción o maceración de flores maduras de distintas especies vegetales silvestres. En efecto, emociones y sentimientos como la soledad, la timidez, la angustia, la intolerancia o el miedo pueden combatirse cuando perturban nuestro ritmo diario y trastocan nuestro equilibrio. Este libro reúne los conceptos fundamentales del sistema terapéutico ideado por Edward Bach con la finalidad de que cualquier persona pueda recuperar la armonía del cuerpo y de la mente a favor de un mayor bienestar.

PILATES
Sarah Woodward

Experimenta un nuevo estilo de vida y una nueva manera de pensar con el método Pilates, sin duda algo más que una serie de ejercicios físicos. Tal y como lo define su creador, Joseph Pilates, «es la ciencia y el arte de desarrollar la mente, el cuerpo y el espíritu de una manera coordinada a través de movimientos naturales bajo el estricto control de la voluntad». El método Pilates propone otra forma de realizar el trabajo muscular, dando un mayor protagonismo a la resistencia, la flexibilidad y el control postural. La mayoría de ejercicios se realizan mediante una serie de movimientos suaves y lentos que se consiguen a través del control de la respiración y la correcta alineación del cuerpo.

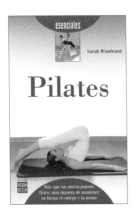

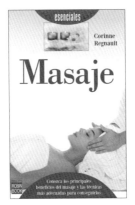

MASAJE
Corinne Regnault

Entre otros beneficios, el masaje facilita la eliminación de toxinas, activa la circulación sanguínea y linfática y mejora el aporte de oxígeno a los tejidos. También es útil para aliviar el estrés y estados de ánimo negativos, pues estimula la producción orgánica de endorfinas. Es, posiblemente, una de las herramientas terapéuticas más antiguas que ha empleado el ser humano para tratar estados de dolor. Y tradicionalmente se ha utilizado para aliviar o hacer desaparecer las contracturas y la tensión muscular. Este libro es un manual de uso básico que repasa los principales métodos utilizados para realizar un buen masaje y explica de manera muy práctica los pasos a seguir para realizarlo.